D1703277

JOACHIM MOHR

DAS LOCH IN MEINEM HERZEN

Joachim Mohr

DAS LOCH
IN MEINEM HERZEN

Ein Lob auf die moderne Medizin

Droemer

Besuchen Sie uns im Internet:
www.droemer.de

Originalausgabe Februar 2010
Copyright © 2010 by Droemer Verlag
Ein Unternehmen der Droemerschen Verlagsanstalt
Th. Knaur Nachf. GmbH & Co. KG, München.
Alle Rechte vorbehalten. Das Werk darf – auch teilweise –
nur mit Genehmigung des Verlags wiedergegeben werden.
Umschlaggestaltung: ZERO Werbeagentur, München
Umschlagabbildung: Martin Zitzlaff Photography
Satz: Adobe InDesign im Verlag
Druck und Bindung: GGP Media GmbH, Pößneck
Printed in Germany
ISBN 978-3-426-27515-3

2   4   5   3   1

Für meine Eltern voll Dankbarkeit.
Für Katrin und Helen in tiefer Liebe.
Ihr habt mir Leben geschenkt!

*Der Kopf ist rund, damit das
Denken die Richtung wechseln kann.*
FRANCIS PICABIA

Inhalt

»Herz«lich willkommen!

Rock 'n' Roll ist,
wenn man's trotzdem macht.

Ich bin schwer herzkrank, leider, auch wenn mir das äußerlich niemand ansieht.

Seit meiner Geburt kämpfe ich mit meinem widerspenstigen, chaotischen, für mich selbst gefährlichen Herzen. Gern schlägt es zu schnell, noch lieber unregelmäßig und ab und zu sogar zu langsam. Mehrmals musste ich mich schon am Herzen operieren lassen, immer wieder sind Mediziner mit Skalpell oder Kathetern bis in mein Innerstes, meine Herzkammern, vorgedrungen. Ich habe Tage, Wochen, Monate in Kliniken verbracht, zeitweise schien ich mit Notärzten auf du und du, ich habe riesige Mengen aller möglichen Medikamente geschluckt. Und oft haben mir nur noch Elektroschocks geholfen.

Ich habe gelitten, geklagt, gebettelt, gehofft.

Aber trotz all dieser Qualen bin ich bisher immerhin 47 Jahre alt geworden. Nicht schlecht, denke ich oft, und klopfe mir dabei selbst auf die Schulter. Ich bin glücklich verheiratet – wenn Sie es nicht glauben, fragen Sie meine Frau – und ich habe eine wunderbare drei Jahre alte Tochter, die ich über alles liebe. Ich habe studiert und es als Journalist zu einigem Erfolg in einem Beruf gebracht, der mir viel Freude bereitet.

Daneben habe ich häufig die USA bereist, das Land, das mich seit meiner Kindheit fasziniert. Wenn es meine Krankheit zulässt, treibe ich Sport. Ein- bis zweimal die Woche joggen und fünfmal je eine Stunde Fahrrad fahren, das ist keine Seltenheit. Aber eben nur, wenn es die Pumpe erlaubt.

So, was würden Sie sagen, hatte ich nun bis zum heutigen Tag ein schönes oder eher ein miserables Leben? Bestimmte die Angst um mein Herz, um mein Leben, das Leiden mit meiner Krankheit mein Dasein – oder überwogen die schönen Momente? Wie schätzen Sie, sieht meine Bilanz aus? Bleibt unter dem Strich mehr Positives übrig, oder siegt die Verzweiflung?

Die Antwort ist einfach für mich: Ich hatte bis heute ein gutes Leben, keine Frage! Trotz aller furchtbarer Augenblicke und Schicksalsschläge, eine super Sache, dieses Leben. Natürlich hatte ich keine Wahl, denn aussuchen konnte ich mir meine Existenz ja nicht, ein anderes Leben war einfach nicht im Angebot.

Ich bin durch viele Krisen gegangen und gezwungenermaßen zu einem Überlebenskünstler geworden.

Und von dieser Kunst, das Leben trotz aller Widrigkeiten, Enttäuschungen und Verzweiflung zu lieben und zu genießen, will ich in diesem Buch erzählen. Dass es möglich ist, Schrecken zu ertragen, ohne zu verzagen. Dass es sich lohnt, gegen alle üblen Missgeschicke und Scherereien am Schönen und Guten festzuhalten. Ich will beschreiben, wie belebend ein beherztes *Trotz allem* wirken kann. Und dass das Leben auch im größten Chaos noch unfassbar schön sein kann!

Nun bin ich kein Arzt, kein Psychologe und kein Psychiater, habe keine medizinische Fakultät von innen gesehen. Ich habe auch kein Überlebenstraining beim Militär genossen und mich in keinem buddhistischen Kloster schulen lassen.

Aber ich bin ein jahrzehntelanger Herzpatient, der stets versucht hat, sich seinen Lebensmut und seine Lebensfreude nicht von seiner Krankheit streitig machen zu lassen. Ich bin ein gestählter Kämpfer gegen die Gemeinheiten des Lebens, ein echter Profi in Sachen frohes Durchbeißen gegen die Irrungen und Wirrungen des menschlichen Daseins. Glauben Sie mir!

Damit wir uns nicht falsch verstehen: Ich kenne keine allgemeingültige Glücksformel, verfüge über kein Geheimwissen und pflege auch keine Kontakte zu Geistern, Schutzengeln oder Außerirdischen. Ich zähle mich zu den rational denkenden Menschen. Also werde ich Sie nicht mit Wunderglauben wie heilenden Orten oder geheimnisvollen Strahlen behelligen. (Sollten Ihnen bei Mitternacht und Vollmond Steine vom Nordufer des Toten Meeres gegen Nackensteife oder Blasenschwäche helfen, dann schreiben Sie bitte selbst ein Buch.)

Ich will Ihnen anhand von Beispielen zeigen, dass aufgeben sich (fast) nie lohnt, und Frust gar nichts bringt, außer Frust. Der Sessel des Selbstmitleids kann äußerst bequem sein, doch immer ist es dort auch langweilig, freudlos und hässlich. Erst wenn Sie unwiderruflich und direkt vor der Pforte des Todes stehen, haben Sie verloren – keinen Schritt früher! Wer es noch nicht weiß: Der Vogel Strauß steckt den Kopf nicht in den Sand, das ist eine Legende. (Es sieht nur so aus, weil das Tier sich bei Gefahr flach auf den Boden legt, um sich zu tarnen.)

Das Leben an sich ist nun einmal ungerecht, also machen wir das Beste daraus. Nur wer was tut, wird zu seinem eigenen Helden. Davon bin ich überzeugt.

Manche der Gedanken in diesem Buch habe ich bereits im Internet in meinem Blog auf SPIEGEL ONLINE aufgegriffen. Seit über zwei Jahren berichte ich dort in meiner Kolumne »Mohrs Herzschlag« über mein tägliches Ringen mit meinem anfälligen Herzen.

In diesem Buch will ich allen, die manchmal müde und verzweifelt sind, Mut machen, Lebensmut geben. Jedem einzelnen Leser – wie mir selbst.

Joachim Mohr
Hamburg, im Herbst 2009

DAS LEBEN

Die Illusion vom Gesundsein

Sicherheit zu suchen
ist töricht und sinnlos.

Krankheiten, aber auch andere Krisen im Leben werden oft beschönigt, geheim gehalten, verleugnet. Wer gibt schon gerne zu, dass er Krebs hat, vor der Pleite steht oder von seinem Partner kürzlich verlassen worden ist. Doch Kranke und Menschen in schmerzlichen Lagen sollten sich nicht verstecken, denn Kranksein ist die Normalität, behaupte ich.

Freddie Mercury, der legendäre Sänger der britischen Rockband Queen, erklärte am 23. November 1991 in einer Pressekonferenz der Öffentlichkeit, dass er an Aids erkrankt sei. Zuvor waren immer wieder Gerüchte über seine Krankheit durch die Boulevard-Blätter gegeistert. Nur einen Tag nach der Veröffentlichung starb der Musiker in London an einer Lungenentzündung infolge der Immunschwäche.

Am Siechtum und schleichenden Sterben von Papst Johannes Paul II. konnten die Menschen Anfang des Jahres 2005 rund um den Globus über Monate teilhaben. Bilder und Berichte über das schwerkranke und gebeugte Oberhaupt der katholischen Kirche waren millionenfach durch die Massenmedien gegangen, bevor Karol Josef Woityla, so sein bürgerlicher Name, am 2. April 2005 in Vatikanstadt aus dem Leben schied.

Mercury betrachtete seine Krankheit bis kurz vor seinem Tod als seine Privatsache, Johannes Paul II. dagegen versteckte seinen Kampf mit seinem immer schwächer werdenden Körper nicht vor der Öffentlichkeit.

Ist es sinnvoll, Krankheiten, Gebrechen, Krisen für sich zu behalten, sie gezielt zu verheimlichen? Oder sollten Menschen im Alltag offensiv mit ihren körperlichen Leiden und existenziellen Problemen umgehen? Vor der Alternative, sich zu verstecken oder sich zu offenbaren, stehen nicht nur bekannte Persönlichkeiten, sondern ständig auch Millionen durchschnittlicher Menschen. Viele Betroffene sind jahrelang hin- und hergerissen zwischen Heimlichkeit und Freimut.

Johannes Paul II. und Freddie Mercury haben sich beide richtig entschieden, denn ausschlaggebend ist immer, was der Einzelne selbst für richtig hält. Rocksänger Mercury wollte bis zu seinem Ende sein Leben und Sterben in den eigenen Händen behalten, Papst Johannes Paul hingegen hat sich auch kurz vor seinem Tod in Gottes Verantwortung gesehen.

Daneben gilt aber ein alles überragender Grundsatz: Krankheit ist nicht die Ausnahme, sondern die Regel, die Normalität – ja, die Nor-ma-li-tät! Menschen leiden nicht nur beständig an Husten, Schnupfen, Heiserkeit, sie ringen mit Rheuma, Aids, Blutkrankheiten, Multiple Sklerose, Psychosen, Syphilis, Lungenfibrose, Malaria, verschiedensten Arten von Krebs, Alzheimer, Parkinson und Abertausenden anderen fiesen Übeln – jeden Tag, immer wieder aufs Neue, überall auf dieser Welt. Die Menschheit ist schwer krank, jawohl!

An jedem Tag verlieren auf diesem Planeten Millionen Menschen durch die abstrusesten Leiden geliebte Angehörige, Freunde oder das eigene Leben. Sicherheit zu suchen, ist töricht und sinnlos. So ist nun einmal unsere Existenz.

Jeder einzelne Mensch muss sich täglich behaupten – das galt in den Höhlen der Steinzeit, das ist die Wahrheit in der Epoche der globalisierten Wirtschaft. In einer auf Wettbewerb ausgerichteten Welt soll der menschliche Körper am besten jede Sekunde wie geschmiert funktionieren, permanent Höchstleistungen bringen. Krankheit kann Schwäche, Verlust, Abstieg, Ausgrenzung bedeuten. Das stimmt – aber gleichzeitig ist eben auch wahr: Das allzeit gesunde Individuum ist nicht mehr als ein Traum von geradezu göttlicher Anmaßung.

Spätestens im Moment des Todes gibt ein Teil der menschlichen Maschine seinen Geist auf. Ich selbst habe ein missgebildetes, mehrfach operiertes Herz, das zu lebensbedrohlichen Herzrhythmusstörungen neigt – so ist es eben.

Wenn Krankheiten und Schicksalsschläge aber untrennbar zur menschlichen Existenz gehören, dann kann jeder Einzelne auch selbstbewusst mit körperlichen und anderen Unzulänglichkeiten umgehen.

Lassen Sie sich auch nicht mit moralischen Keulen wie Schuld und Sühne durcheinanderbringen. Natürlich sind Sie der Täter, wenn Sie während des Skiurlaubs beim Warten am Lift umfallen und sich mal schnell alle Bänder am rechten Knie reißen oder sich bei der Jagd mit einem Gewehr tatsächlich ins eigene Bein schießen. Sicher werden Sie danach ein paar zweideutige Anspielungen ertragen müssen, aber für Ihre Schmerzen und die Genesung spielt das nicht die geringste Rolle. Und die Zeiten, in denen Prostatakrebs angesehen wurde als die verdiente Strafe für ein ausschweifendes Sexualleben samt ähnlichem Aberwitz, die haben wir Gottwohl hinter uns gelassen.

»Ich bin herzkrank – und das ist auch gut so!«, könnte ich sagen in Anlehnung an das Selbst-Outing des SPD-Politikers und Berliner Regierenden Bürgermeisters Klaus Wowereit, schwul zu sein.

Ganz stimmt das natürlich nicht, ich wäre ja lieber gesund. Als Kind bin ich allerdings noch, wenn ich Herzrhythmusstörungen hatte, still von dannen gezogen und ohne Kommentar wieder zurückgekehrt, wenn es mir besserging. Es sollten ja nicht alle wissen, dass ich ein Herz-Krüppel bin. Heute stehe ich zu meinen ärgerlichen Anfällen.

In vielen Momenten können Kranke ihr Leiden auch gar nicht verstecken. Sie bewerben sich um einen neuen Arbeitsplatz? Verschweigen Sie Ihrem zukünftigen Arbeitgeber eine schwere Krankheit, können Sie später fristlos gekündigt werden. Sie wollen eine Lebensversicherung abschließen oder nur eine Zusatzversicherung für Krankenhausaufenthalte? Ohne ausführliche Angaben zu Ihrer »medizinischen Vorgeschichte« (klingt leicht kriminell, oder?) läuft gar nichts.

Und bei einer neuen Liebe: Wie erklären Sie eine auffallende Narbe, die von einer delikaten Operation stammt? (»Als das Garagentor sich automatisch geschlossen hat, wurde ich plötzlich eingeklemmt. Ja, stimmt, dabei war ich zufällig nackt.« – Glauben Sie mir, das funktioniert nicht.)

Niemand versucht eine Erkältung oder Grippe zu verbergen, viele aber eine Krebserkrankung unter der Decke zu halten. Alle klagen offen über Verspannungen im Rücken, bei »Unterleibsgeschichten« wird meist nur getuschelt. Lassen Sie sich von anderen nicht beeindrucken, es gibt keine Geschmackspolizei in Sachen Gesundheit!

Wenn Sie es wollen und können, gehen Sie raus in die Welt – auch wenn Sie auffallen und für öffentliche Unruhe sorgen. Sie haben keine Haare mehr auf dem Kopf wegen einer Chemotherapie? Sie haben wie ich eine dicke Narbe auf der Brust oder dem Rücken, die im Schwimmbad oder beim Sport manch schrägen Blick provoziert? Sie zucken, hampeln herum, machen ungewollt komische Geräusche oder schimpfen laut, weil Sie unter dem Tourettesyndrom leiden? Kümmern Sie sich nicht um dumme Leute, von denen gibt es eh zu viele. Machen Sie, zu was Sie Lust haben, es ist Ihr Leben. Und Sie haben nur eines, mit oder ohne Krankheit.

Alle Menschen müssen mit Krankheiten zurechtkommen, auch die momentan Gesunden.

Das Leben ist ungerecht – na und!

Die Zukunft war früher auch besser.
KARL VALENTIN

Im September 1983 schnitten Mediziner der Universitätsklinik Tübingen erst meinen Brustkorb und dann mein Herz auf, um ein Loch in der Scheidewand zwischen dem rechten und linken Vorhof zu schließen. Ohne den Eingriff hätte ich wahrscheinlich nur noch wenige Jahre zu leben gehabt. Die Operation klappte – doch sie machte mich nicht richtig gesund. Warum nicht?

In den vergangenen zehn Jahren haben sich meine Herzrhythmusstörungen immer mehr verschlechtert. Warum?

Umfangreiche Eingriffe in meinem Herzen in den Jahren 2002 und 2003 und zwei im Jahr 2008 haben bisher nicht die erwünschte Besserung gebracht. Warum? Ich lebe in der Angst, mein Herz könnte plötzlich so chaotisch schlagen, dass ich sterbe. Warum? Warum gerade ich?

Eine Frage darf sich ein Kranker niemals stellen: Warum? Dieses unscheinbare Wort ist nicht nur völlig nutzlos, es ist gefährlich, ja, es ist böse. Das Wort Warum ist tabu: kein »Warum ich?«, kein »Warum jetzt?«, kein »Warum so schlimm?«, kein »Warum ... ?«!

Viele Menschen, die eine Krankheit oder einen anderen Schicksalsschlag ertragen müssen, sind aufgebracht, empört, sehen sich als Opfer einer himmelschreienden Ungerechtigkeit. Doch wer ist schuld? Wen sollen sie anklagen, wen können sie verdammen für das Übel, das sie erleiden müssen?

In einer zufälligen Sekunde im Februar 1983 überfielen mich so gefährliche Herzrhythmusstörungen, dass ich das erste Mal in meinem Leben in einem Notarztwagen mit Blaulicht und Sirene in das Krankenhaus meines schwäbischen Heimatortes Kirchheim unter Teck gebracht werden musste und dort ruck, zuck auf der Intensivstation landete. Warum ich? Warum an diesem Tag?

Ob ich eine Antwort auf all diese Fragen habe? Nein, natürlich nicht. Wissen Sie eine Antwort? Würde mich wundern. Die banale Erkenntnis lautet: Es gibt keine. Nicht umsonst heißt es: Das Leben ist hart, aber ungerecht.

Wen kann ich anklagen für die mannigfachen Qualen und Entbehrungen, die ich wegen meines kranken Herzens in den vergangenen Jahrzehnten erdulden musste? Den Geist im Himmel oder meine Gene?

Sie glauben an »Gott oder wer immer da rumhängt« (wie die Hip-Hop-Jungs der »Fantastischen Vier« so nett getextet haben)? Und an das ewige Leben inklusive sonnigem Paradies? Oder halten Sie es eher mit der buddhistischen Wiedergeburt, dem kosmischen Karma oder der wankelmütigen römischen Schicksalsgöttin Fortuna? Sind Sie gar ein Geist, der verneint, ein Atheist? Oder wenigstens ein Agnostiker?

Wie auch immer, Sie werden keine Antwort finden, warum gerade Sie mit einer fiesen Krankheit geschlagen sind. Warum Sie seit Jahren an schweren Kopfschmerzen leiden, warum Sie ein Schlaganfall niederwarf, warum ausgerechnet Sie hintereinander drei Fehlgeburten verkraften mussten. Wieso erwischt es einen selbst und nicht die anderen?

Warum mich persönlich mein Herz so quält? Ich habe es nie ergründen können. Ich wollte es nie – und will es auch heute nicht.

Natürlich bin ich schon in tiefer Verzweiflung im Krankenbett gelegen, habe in Gedanken getobt und gehasst. Die Einsamkeit, die Angst, die Schmerzen, die

Ausweglosigkeit machten mich rasend. Die Medikamente wirken nicht, die anderen Patienten sind die Hölle, Ärzte und Pfleger erscheinen einem als gelangweilte Kurpfuscher oder lüsterne Sadisten.

Auch mich hat das Leid schon so niedergedrückt, dass ich das Gefühl hatte, nie wieder genug Kraft zum Leben zu haben. Ich lag im Bett und dachte, nie mehr aufstehen zu können. Kein Sonnenstrahl wollte mich erfreuen, kein noch so leckeres Essen mich locken. Weder Besuche noch Anrufe von Freunden munterten mich auf. Mein krankes Herz drohte mich in Isolationshaft zu nehmen.

Der seelische Fall ins Nichts, wohl jeder Kranke hat ihn schon einmal erlebt.

Doch im Laufe der Jahre habe ich gelernt, besser mit dem Verhängnis umzugehen. Gefragt ist Demut, Ergebenheit – die Bereitschaft, das, was unabänderlich ist, hinzunehmen. Aber nur genau das! Kein Fitzelchen Lebensqualität wird freiwillig der Krankheit geopfert!

Auf keinen Fall Zeit und Kraft für sinnlose Gedanken verschwenden. Sich detailreich überlegen, was alles noch passieren könnte – geschenkt! Es reicht, sich mit dem Furchtbaren zu beschäftigen, wenn es da ist.

Anderen geht es besser als mir? Na und, das ist nicht im Geringsten interessant. Ich sehe weder aus wie George Clooney, noch liegen auf meinem Konto die Milliarden von Bill Gates, ich spiele nicht in der Fußball-Nationalmannschaft, und auf der Liste zukünftiger Nobelpreisträger stehe ich auch nicht ganz oben – aber dafür habe ich eine gefährliche Herzkrankheit, tolle Sache, echt super!

Die einzig, wirklich einzig entscheidenden Fragen für einen selbst sind: Was kann ich trotz eines schweren Schicksalsschlages aus meinem Leben (noch) machen? Was kann ich für meine Heilung tun? Auf was kann ich mich freuen?

Im Rückblick muss ich sagen: Auch auf die größte Verzweiflung, auf die tiefste Dunkelheit in meinem Leben sind immer wieder wunderbare, sagenhaft glückliche Augenblicke gefolgt: als ich das erste Mal meine Frau an der Elbe küsste, an einem warmen, sonnigen Samstagnachmittag im Frühjahr; als ich mit meinem Freund Gerd in seinem kleinen Propellerflugzeug die Pazifikküste südlich von San Francisco entlangflog; als meine kleine Tochter zum ersten Mal sagte:»Du bist lieb, Papi«; als meine Mutter mich nach ihrem Schlaganfall das erste Mal wieder anrief. Solche Momente, sie alleine schon waren all das Leid und den Schmerz wert. Also sage ich mir: Auch in Zukunft, nichts wie ran an die Welt! Ich will dem Glück eine Chance geben.

Sich geistig nicht gehenlassen, sich im Kopf wehren. Wenn die Gedanken Schrecken auftürmen, muss man Widerstand leisten: Aufstehen und spazieren gehen, auch mitten in der Nacht. Oder lesen, fernsehen, Musik hören. Sich in schöne Erinnerungen flüchten oder von einer besseren Zukunft träumen. Sich die Wut aus dem Körper brüllen. Kalt duschen oder stundenlang in der Wanne liegen. Schattenboxen oder meditieren. Und wenn es einer kann, welch hohe Kunst!, einfach nichts mehr denken.

Irgendeinen Blödsinn starte ich stets, wenn die Warums kommen, etwas kann jeder tun. Bei Krankheiten gilt wie im Sport: Entscheidend ist nicht nur die körperliche Fitness, sondern auch die mentale Stärke.

Und wer ganz am Ende steht, sich ohne jede verbleibende Chance dem völligen Zerfall des Körpers gegenübersieht, der besitzt die Möglichkeit,»Hand an sich zu legen«, wie es der Schriftsteller Jean Améry so treffend genannt hat.[1] Der Gedanke, dass»der Freitod ein Pri-

1 Jean Améry: *Hand an sich legen. Ein Diskurs über den Freitod.* Klett-Cotta Verlag, Stuttgart. 13. Auflage, 2008

vileg des Humanen« ist, war für mich immer ein tröst-
licher Gedanke, auch wenn ich die Möglichkeit bisher
nie konkret in Erwägung gezogen habe.

Am nächsten Wochenende will ich wieder frühmor-
gens an den Hamburger Elbstrand, zwischen dem alten
Hafen bei Övelgönne und dem Anleger Teufelsbrück.
Zusehen, wie die großen Containerschiffe und die
kleinen Segelboote auf ihrem Weg in Richtung Nordsee
vorbeischippern. Ich fühle mich dann mitten in der
Großstadt fast wie draußen an der Nordsee. Ich höre die
Wellen, die die Hafenfähren hinter sich herziehen, an
die Uferböschung klatschen, schlage den Jackenkragen
gegen den Wind von hinten hoch, beobachte die Lot-
sen, wie sie ihre kleinen Boote parallel neben die großen
Pötte steuern und an Bord klettern, ziehe die frische,
rauhe Luft tief in meine Lungen. Frei und doch gebor-
gen erlebe ich mich dann. Welch eine Freude! Schön,
wenn mich meine Krankheit dorthin lässt.

Es ist verschwendete Zeit, dem Schicksalhaften einen
Sinn geben zu wollen. Das Beste aus dem anscheinend
Sinnlosen zu machen, das ist spannend. Für mich heißt
das: Das Leben geht weiter – zumindest solange mein
Herz schlägt!

Die ach so heile Natur

Die Natur ist weder vernünftig noch gerecht.

BEAH RICHARDS

Überfallen den Menschen Schicksalsschläge wie Krankheiten, ist dies häufig nicht mehr als ein schlichter Zufall, ein Ereignis unter Millionen und Milliarden chemisch-organischer Bescherungen, wie sie sich täglich in der Natur ereignen. Nur den, den es trifft, der hat natürlich Pech – mit der schlechten Laune der Natur sozusagen.

In meiner Heimatstadt besuchte ich eine sprachlich-humanistische Schule, das Ludwig-Uhland-Gymnasium. Ich ging gerne hin. Dort hatte ich ein Schlüsselerlebnis, das im zarten Alter von etwa zwölf Jahren mein Bild der Natur erst grundsätzlich erschütterte und dann bleibend veränderte.

Unsere Biologielehrerin zeigte uns Schülern in durchaus guter Absicht eine dieser ach so bezaubernden Tierfilm-Schmonzetten: Ein majestätisches Adlerpaar hauste hoch über den Wipfeln dunkler Wälder in einem grauen, felsigen Berg. Kunstvoll hatten die beiden Jagdvögel ein Nest auf einem knappen Felsvorsprung errichtet, trotzten Kälte, Regen und Stürmen, kreisten in großen Runden über dem Tal und überblickten wohlwollend ihr Reich. Eines Tages, welch Jubel, welch Freude, schlüpften rührend-hilflose Adler-Küken aus den sorgsam ausgebrüteten Eiern. Endlich, eine Adlerfamilie ward geboren! Ein Stoff, wie ihn sich Rosamunde Pilcher, hätte sie Tiergeschichten erfunden, nicht besser hätte ausdenken können.

Liebevoll kümmerten sich die beiden Greifvögel fortan um die wehrlosen Kleinen. Und das war nicht nur ein Vergnügen, nein. Zahllose Male am Tag mussten die hungrigen Mäuler gestopft werden, mit aufgerissenen Schnäbeln bettelten und gierten die Winzlinge nach jedem noch so kleinen Fitzelchen Nahrung. Die Alten mussten ohne Ruhepause ihre schweren Flügel schlagen, um Futter heranzuschaffen. Die Tiere scheuten keinen noch so weiten Weg, wenn es wieder galt, mit scharfem Blick etwas Essbares zu entdecken und dies so schnell wie möglich nach Hause in den Horst zu den verzweifelt schreienden Jungen zu bringen. In ebenso mühsamer wie aufopferungsvoller Anstrengung pflegten und hegten die alten Adler ihre Nachkommen. Bis eines Tages, der Lohn aller Mühen und Entbehrungen, die ersten Jungen flügge wurden und das Nest verließen.

Der Tierfilmer, in den eigenen Augen wohl ein von Hollywood verkanntes Regie-Genie, ließ sich nicht lumpen und präsentierte die Vogelfamilie überlebensgroß, mal in gewaltigen Landschaftstotalen, mal in Nahaufnahmen scheinbar direkt aus dem Nest. Er sparte nicht an Zeitlupen und hatte sein gesamtes Werk mit schwelgerischer, orchestraler Musik unterlegt.

Eine Tierdokumentation, warmherzig und die Seele erbauend, hätte man denken können. Unsere freundliche Lehrerin verfolgte erkennbar das Ziel, uns frühpubertierenden Quälgeistern die Schönheit und Lauterkeit der Natur nahezubringen.

Bei mir ging das Vorhaben allerdings gehörig nach hinten los. Denn die erhoffte Wirkung hing doch sehr davon ab, aus welchem Blickwinkel man sich das Machwerk betrachtete. Ich hatte nämlich einen ganz anderen Film gesehen – zumindest ab einem bestimmten Augenblick.

Da kreiste das Adlermännchen erst ruhig in den Lüften, um dann jäh im Sturzflug Richtung Boden zu schießen und dort seine Krallen gewaltsam in eine kleine

Feldmaus zu schlagen. Das bräunliche Nagetier sollte anschließend die Jungvögel ernähren. So weit, so gut. Nur – was war mit der Maus?

Ja, wer dachte denn an das arme Schwein, die Maus, schoss es mir sofort, noch während der Szene, durch den Kopf? Aus deren Sicht stellte sich die Geschichte nämlich ganz anders dar als aus der Adlerperspektive – ziemlich brutal, genau genommen tödlich.

Der wuselige Nager hatte womöglich mit seiner Partnerin Tage oder gar Wochen an einem trockenen und sicheren Bau gegraben. Dann, nach einer zarten Liebesnacht waren die Kleinen zur Welt gekommen, winzige brave Mini-Mäuse. Herr und Frau Feldmaus waren selig. Die Eltern mussten nun jeden Tag frische Nahrung in ihre Höhle schaffen, um dem Nachwuchs das Überleben zu ermöglichen. Und auch sie gaben ihr Bestes, und sie taten es gern. Das Glück war unbeschreiblich, eine rosige Zukunft schien der kleinen Nagerfamilie verheißen.

Bis zu diesem einen Augenblick, als der Mäuserich sich ein paar Meter vom Bau entfernte und eine Sekunde lang nicht aufpasste. Er hörte noch kurz ein Zischen in der Luft, einen Wimpernschlag lang sah er einen wuchtigen Schatten auf sich zustürzen. Dann durchstieß ihn ein barbarischer Schmerz. Tief in seinen Rücken bohrten sich hornige Dornen. Ein riesiges Tier, geradezu ein Monstrum, eine geflügelte Bestie schleuderte ihn herum, riss ihn erbarmungslos in die Luft. Er verlor das Bewusstsein. Mehrere Schnabelhiebe in seinen winzigen Schädel beendeten jäh sein unauffälliges Leben. Was mit der treuen Mäusedame und den nun schutzlosen Jungen geschah, bis heute weiß es niemand.

Ja, nur kurz haben sich die Welt der Adler und die der Mäuse getroffen, doch mit welch unterschiedlichem Resultat: Adler wie Maus, jeder wollte nur das Gute, und dabei hat einer den anderen, ohne mit der Wimper zu zucken, getötet.

Nach Ende der damaligen Biologiestunde hatte ich das Gefühl, viel über das Wesen der Natur gelernt zu haben, und ich glaube das bis heute. (Denken Sie übrigens auf keinen Fall an das Beispiel, wenn Sie sich zu Hause vor dem Fernseher, die Beine hochgelegt, eine Tier-Dokumentation zu Gemüte führen. Das kann Ihnen gehörig den Spaß verderben.) Die Natur kennt Kategorien wie Glück, Unglück oder Gerechtigkeit nicht. Das sind menschliche Einheiten. Die meisten Krankheiten gehören jedoch auf das Feld der Natur. Das bedeutet, es gibt keine gerechte Verteilung beim Kranksein, es gibt auch keine ausgleichende Gerechtigkeit oder dergleichen. Und ein Anspruch auf Gesundheit besteht schon überhaupt nicht.

Zu glauben, weil jemand Krebs hat, dürfe das Schicksal ihn nicht auch noch mit einem hinterhältigen Unfall behelligen, welch Irrtum. Oder zu hoffen, weil einer körperlich etwas besonders Schlimmes ertragen musste, stünde ihm anschließend etwas Schönes zu – o nein!

Glück und Gerechtigkeit zu erfahren ist oft einfach Glück. Deshalb gilt: Wenn Sie gesund sind, genießen Sie es! Und sollten Sie krank sein, genießen Sie, was Ihnen noch bleibt.

Aller Anfang ist schrecklich

Nur wenn Sie Ihren Feind kennen,
können Sie ihn besiegen.

Manche Krankheit kommt schleichend. Sie kriecht in einen so unauffällig, dass man sie zuerst gar nicht bemerkt. Sie nähert sich einem so zurückhaltend, dass man ihre ersten Zeichen nur für ein Zwicken, ein alltägliches Drücken im körperlichen Gebälk hält. Auch Ärzte tun manche Beschwerde einfach ab, weil diese auf keine konkrete Erkrankung hinweist, weil sie nur oberflächlich scheint. Viele Leiden entwickeln sich langsam, oft in geradezu zarten Wellen, der Patient erkennt erst nach Jahren, wie schwer krank er ist.

Dagegen überfallen einen andere gesundheitliche Qualen von einer Sekunde zur nächsten. Ein Augenblick, und das Leben hat sich dramatisch verändert, nichts ist mehr, wie es vorher war. Eine zufällige Blutkontrolle mit katastrophalem Ergebnis, ein Autounfall, ein Schlaganfall – keine Ankündigung, kein erkennbarer Grund. Am Tag zuvor war jemand noch kerngesund, heute ist er sterbenskrank.

Doch jede Krise hat ihren Moment der Wahrheit. Mein Moment der Gewissheit war im April 1983. Schon seit meiner frühesten Kindheit litt ich unter Herzrhythmusstörungen, doch da ich diese durch eine Atemtechnik immer selbst beseitigen konnte, nahm ich sie nie richtig ernst. Selbst als ich wegen meines Herzens und seinen Rhythmusstörungen zweimal auf der Intensivstation eines Krankenhauses landete, machte ich mir noch nicht wirklich Sorgen. Ich tat so, als sei nichts, und schlief immer noch bestens.

Erst bei meiner ersten Herzkatheteruntersuchung in eben jenem April 1983 an der Universitätsklinik Tübingen veränderte sich schlagartig alles: Ich sah am Bildschirm mein Herz von innen, und die Ärzte sagten mir, dass zwischen dem linken und rechten Vorhof eine Öffnung sei, die da nicht hingehöre. Und wenn sie das Loch nicht schließen könnten, würde ich wahrscheinlich nicht alt werden, vielleicht nicht einmal 30 Jahre.

Das war wie eine Explosion in meinem Kopf! Loch im Herz, Herzoperation, sonst früher Tod! Alarmstufe Rot, Lebensgefahr!

Die Welt hatte sich in diesem einen Moment grundlegend verändert. Alles sah von jetzt an anders aus, alles fühlte sich anders an.

Als würde die Sonne weit von der Erde wegdriften, als hätte die Luft zum Atmen sich verdickt, als wäre mein Körper klein, schwer und starr geworden. Die ganze Welt um mich herum nahm ich wie einen Film wahr, in den ich zufällig geraten war, in den ich aber nicht gehörte. Ich war in ein fremdartiges Paralleluniversum geschossen worden. Ich war allein. Ich konnte am Horizont den Tod erkennen.

Die Tragweite der Diagnose erkannte ich sofort. Schon am nächsten Tag willigte ich in die mir vorgeschlagene Herzoperation ein. Es gab schließlich keine Alternative.

Seit diesem Tag lebe ich permanent in zwei Sphären. Der einen, in der alle Menschen zu Hause sind, und der anderen, die von meiner Krankheit, meinen Ängsten, aber auch meinen Hoffnungen bestimmt wird. Manche Teile dieser Welten überlappen sich, andere existieren vollständig getrennt voneinander. Oft bin ich gleichzeitig auf beiden Seiten, manchmal drohe ich mich auf der dunklen Seite des Leidens zu verlieren.

Dann zieht mich meine Krankheit in ein schwarzes

Loch, in einen mächtigen Strudel, in dem alle Gedanken in jeder Sekunde nur noch um dieses verteufelte Herz kreisen: Wann kommt der nächste Anfall? Werden meine starken Medikamente auf Dauer meine Nieren oder meine Leber zerstören? Oh, wie ich Krankenhäuser hasse! Ich will nicht mehr, dass meine kleine Tochter weint, wenn sie mich im Krankenhaus besucht! Welche Operationen könnten mir noch helfen, welche Kliniken? Wer mit einer ernsten Krankheit ringt, der muss ihr Zeit und Raum geben. Ob er das will oder nicht. Einem Leiden aber nur so viel Platz gewähren, wie unbedingt nötig ist, das ist die richtige Einstellung. Aber so tun, als gebe es eine Krankheit gar nicht, als sei alles jungfräulich wie früher, das hat noch keinem geholfen.

Ich kann nur raten: Handelt es sich nicht nur um ein Wehwehchen, sondern eine ernste Schwäche, dann muss sie auch ernst genommen werden. Nur wer eine Krankheit als einen, zumindest für eine Zeit, festen Teil von sich akzeptiert, der kann sich über sie informieren, sie ertragen, ihr widerstehen, sie bekämpfen und sie vielleicht sogar besiegen.

Der Satz »Ja, ich bin krank« fiel auch mir am Anfang verflucht schwer. Schließlich war ich ein lebenslustiger Kerl. Und nicht nur die Sorgen um die Krankheit, nein, auch die Ängste um die Folgen verursachen Panik bei einem: Wie reagiert mein Partner? Können Freundschaften zerbrechen? Werde ich womöglich meine Arbeit verlieren? Welche Freuden am Leben werden mir überhaupt noch bleiben?

Da kann es schon ein sehr bequemer Ausweg sein, die Krankheit nicht nur vor anderen, sondern auch vor sich selbst zu verleugnen. Es stehen ja so nette Gedankenkrücken zur Auswahl: Das wird schon wieder. Oder: Nicht daran denken, hilft bestimmt. Ähnlich schön und sinnvoll: Das geht mit der Zeit bestimmt von selbst weg. Das alles hilft natürlich gar nicht. Ansonsten könnten Sie einem Alkoholiker ja auch raten: Leberzirrhose – trinken Sie sie einfach weg.

Wer gesund werden will, muss fast immer etwas dafür tun, und sei es nur, zum Arzt zu gehen (was meistens nicht reicht).

Deshalb mein Plädoyer für Ehrlichkeit den Krankheiten gegenüber: Nur wenn Sie Ihren Feind kennen, können Sie ihn besiegen. Nehmen Sie Ihre Krankheit an und den Kampf dagegen auf – so früh wie möglich! Viel Erfolg!

Ein Freund, ein guter Freund ...

Freundschaft, das ist wie Heimat.
KURT TUCHOLSKY

Ich erinnere mich noch sehr genau daran, wie mich nach meiner Herzoperation an der Universitätsklinik Tübingen von meinen Freunden als erste Michael und Jörg besuchten. Damals waren wir in unserer Clique alle Anfang 20, ein wunderbarer Haufen. In diesem Alter ist aber normalerweise jeder kerngesund, ich war der einzige Kranke.

Michael und Jörg waren rund 40 Kilometer gefahren, um einen desolaten Joachim anzutreffen: Ich war noch bettlägerig, sah mit meinem wieder zugenähten Brustkorb aus wie ein Opfer von Dr. Frankenstein, lag in einem mit zehn Personen überbelegten Achtmannzimmer (kein Scherz!) und zeigte mich deprimiert. Die Mühen und Mühlen des Krankenalltags bestimmten noch ganz mein Dasein.

Michael und Jörg fühlten sich unwohl an meiner Seite, ich spürte es von der ersten Sekunde an. Die Hinfälligkeit mancher Patienten ängstigte sie, die Gerüche und Geräusche in diesem alten Kliniktrakt bedrängten sie. Ihre Visite kostete sie merklich Überwindung.

Aber sie waren da – und Jungs, das vergesse ich euch nie! Die beiden haben für zwei Stunden mein Klinikgefängnis aufgebrochen, sie haben meinen Blick wieder nach draußen in die alltägliche Welt geöffnet, sie haben mir Lust auf eine neue Zukunft gemacht. Ich wollte wieder nach Hause, zu meinen Eltern, zu meinen Freunden, unter Menschen. Zum ersten Mal nach der Operation hatte ich das Gefühl, dass da noch viel Leben auf mich wartet!

Was benötigt jemand, der schwer krank ist? Einen erstklassigen Arzt, logisch. Wirksame Medikamente, klar. Einen starken Willen und eine freundliche Krankenversicherung, stimmt.

Aber was noch ist von größtem Belang, um zu überleben? Familie, Freunde, Bekannte – andere Menschen! Neben all den ärztlichen Heldentaten und dem medizinischen Wunderwerk ist bei einem gefährlichen Gebrechen ein funktionierendes soziales Umfeld entscheidend: Wer von anderen Menschen warmherzig umsorgt wird, der leidet weniger und wird schneller gesund. Das belegen zahlreiche Studien. Menschliche Nähe ist eine erstklassige Heilkraft.

Meine Eltern kamen fast jeden Tag ins Krankenhaus. Ein Außenstehender könnte fragen: War das nötig? Ich war schließlich kein Kind mehr, und mein Vater und meine Mutter mussten immer mit dem Auto eine Stunde hin- und eine Stunde zurückfahren. Notwendig war das sicherlich nicht – aber toll! Eine oder gar zwei Stunden quatschen am Abend, privat, vertraut, das gab Kraft gegen die Schmerzen, die Spritzen, die Ängste.

In den vergangenen Jahren, wenn ich wieder einmal in einer fensterlosen Kabine einer Notaufnahme lag und mit rasenden Herzrhythmusstörungen auf meine Elektroschocks wartete, dann war die Hand meiner Frau und ihr in diesen Momenten oft verzweifeltes Lächeln so beruhigend, so ausgleichend, besser als jedes Psychopharmakon. Und wenn sie nicht bei mir sein konnte, weil unsere kleine Tochter ihre Anwesenheit zu Hause verlangte, saß manchmal ein Freund, eine fürsorgliche Arbeitskollegin oder ein netter Kollege still neben mir.

Wer sich noch nie in solch einer brisanten Situation befand, kann sich nicht vorstellen, welche immense Kraft das Gefühl, nicht allein auf der Welt zu sein, einem geben kann.

Darum kann ich nur jedem Kranken raten: Pflegen Sie Freundschaften, kümmern auch Sie sich um andere Menschen. Sie kennen jemanden, der schwer krank ist? Besuchen Sie ihn, zu Hause oder im Krankenhaus. Schreiben Sie ihm witzige Postkarten. Oder schicken Sie ihm ab und zu ein Päckchen mit einem Buch, einer CD oder einem peinlichen Kuscheltier. Rufen Sie ihn an. Sie vollbringen eine gute Tat, die vielleicht so wichtig ist wie manche Pille. Der Patient wird es Ihnen hoch anrechnen, selbst wenn er es nicht sofort sagt.

Vergessen Sie auch nie, anderen dankbar zu sein: denen, die Sie besucht, die angerufen, die ein paar Zeilen geschrieben, Pralinen oder einen schlechten Krimi geschickt haben oder wenigstens Grüße ausrichten ließen. (An dieser Stelle verneigen sich alle Patienten vor den Mitgliedern der geheimen Liga zur Unterstützung Schwerkranker. Ohne euch wäre manches Gefecht bereits verloren – danke!)

Es gilt auch für alle Gesunden: Wer echte Freunde hat, der ist zufriedener und glücklicher im Leben als die Meute der Einzelkämpfer. Das ist übrigens nicht nur eine Vermutung, sondern belegt durch zahlreiche Untersuchungen.

Natürlich weiß ich, dass gerade wenn jemand krank ist, ihm häufig die Kraft oder die Zeit fehlt, sich intensiv um andere Menschen zu bemühen. Oft reicht aber schon ein kleines Signal. Bin ich, wie leider ab und zu, im Krankenhaus gefangen, versuche ich von dort aus, Postkarten mit witzigen Grüßen an Freunde zu verschicken, kurz anzurufen oder Nachrichten auf Anrufbeantwortern zu hinterlassen. Das ist für mich auch eine Tat des Widerstandes gegen meine Krankheit, ein Zeichen für alle da draußen, dass ich bald wieder zurück ins so fabelhafte normale Leben will.

Was aber, wenn ein Kranker keinen Partner, keine Familie, keine engen Freunde besitzt? Weil Beziehungen zerbrochen sind, oder er neu in einer Stadt ist. Sprechen Sie Mitglieder von Patientenorganisationen oder Selbsthilfegruppen an, wenden Sie sich an den Kliniktherapeuten oder den Krankenhauspfarrer. Keine Scheu, diese Menschen sind nicht peinliche Gesundlaberer, wie manche befürchten, sondern meist realistische und unkomplizierte Zeitgenossen.

Auch ich musste meine Tasche, als ich noch Single war, immer wieder alleine packen und dann schnell los mit meinen Herzrhythmusstörungen in die nächste Klinik hasten. Auch auf sich gestellt, kann man gesund werden. Vielleicht kostet es mehr Seelenstärke. Doch anschließend hat jeder eine neue Chance – auch um Freunde, seinen Traumpartner oder ein neues Leben zu finden.

Liebe hilft immer. Denken Sie daran: Wer in einer schwierigen Lage einem guten Freund nicht beisteht, der ist kein guter Freund. So einfach ist das.

Fluchtgedanken

Dieser Weg wird kein leichter sein,
dieser Weg wird steinig und schwer.
Nicht mit vielen wirst du dir einig sein,
doch dieses Leben bietet so viel mehr.

XAVIER NAIDOO

Viele Menschen träumen davon, einfach abzuhauen, zu verschwinden, in ein fremdes Land, in ein Kloster, in ein anderes Leben, in eine neue Welt. Leider ändert sich meist nichts, wenn man flieht. Das Leben ist hier und jetzt. Ich selbst habe auch in einer Benediktiner-Abtei und einem Dominikanerinnen-Kloster keine Erleuchtung gefunden.

An bestimmten Tagen wie zum Jahresanfang herrscht meist eine besondere Stimmung: Weihnachten wirkt noch nach, viele Menschen haben sich in der Familie getroffen, Millionen sind in die Kirchen gepilgert, obwohl sie an keinen Gott glauben. Zur Feier des neuen Jahres haben die Leute Raketen in den Himmel geschossen, Blei gegossen und das eine und andere Gläschen getrunken. Jeder hat Bilanz gezogen, seine Vorsätze für die Zukunft gefasst. Draußen ist es in unseren Breitengraden dann windig und kalt, nur wenige Stunden wird es hell, oft bleibt es grau.

Die Gemütslage vieler Menschen in den ersten Tagen nach dem Jahreswechsel oder um einen Geburtstag herum ist oft weicher, gefühliger und damit anfälliger als sonst. Viele Kranke quälen sich dann besonders: das eigene Schicksal, die ganze Welt – wie furchtbar, wie sinnlos! Der Wahnsinn des alltäglichen Kampfes gegen das eigene Leiden, an diesen Tagen scheint er potenziert.

Mich und mein operiertes Herz mit seinen entsetzlichen Herzrhythmusstörungen kann in solchen Zeiten eine bleierne Müdigkeit erfassen. Eine Müdigkeit, die jede Regung und alle Zeit anzuhalten scheint. Dann entsteht manchmal auch bei mir die Sehnsucht, alles einfach hinter mir zu lassen.

Wenn es schon kein Leben ohne meine böse Krankheit gibt, dann wenigstens fort, an einem Ort sein, wo niemand etwas von einem will, wo niemand etwas von mir weiß, wo ich absolute Ruhe habe. Raus! Einfach weg!

Ein mythenumrankter Fluchtpunkt ist für viele Menschen ein Kloster – nicht erst seit Umberto Ecos Bestseller »Der Name der Rose«, millionenfach verkauft und mit Hollywood-Stars verfilmt. Auch wenn Ecos Kloster ein rauher Ort im dunklen Mittelalter ist, heute, in Zeiten von Krisen, suchen viele Verzweifelte in monastischen Refugien Heilung für ihre verwundeten Körper und Seelen – oder gar religiöse Erleuchtung.

Sie klopfen an die Pforten, nicht um Nonne oder Mönch zu werden, sondern um abzutauchen, Kraft zu schöpfen, wieder zu sich zu finden. Fast unglaublich, aber eine Viertelmillion Gäste zählen die rund 300 katholischen Klöster in deutschen Landen pro Jahr.

In unserer auf das Diesseitige fixierten Welt werden auf die Kutten, Kapuzen und Hauben tragenden Frauen und Männer vielfältige Sehnsüchte projiziert. So strahlen dickliche Mönche frohgemut in Bier- oder Käsewerbung, lobpreisen den unverdorbenen Genuss und gläubigere, bessere Zeiten. Mystikerinnen wie Hildegard von Bingen oder Mechthild von Magdeburg scheinen den Weg zu verborgenen Wahrheiten zu weisen.

So habe auch ich mich einmal aufgemacht, von Hamburg in Richtung Süden. Zuerst in das Kloster Arenberg, geführt von Dominikanerinnen, gelegen auf einer luftigen Anhöhe nahe Koblenz. Dann zur Abtei Beuron.

Das Kloster und das stille Dorf gleichen Namens liegen sozusagen hinter den Sieben Bergen, im Schwarzwald zwischen Sigmaringen und Tuttlingen, in einem von schroff aufragenden Kalkfelsen umrandeten Talkessel, an einer Biegung der noch jungen Donau. Ich stamme aus einem katholischen Elternhaus. In meiner Kindheit, ich erinnere mich noch gut, besuchten wir einmal eine Tante, vielleicht war es auch eine Großtante meiner Mutter, die als Nonne in einem Kloster irgendwo im Allgäu lebte. Sie muss längst tot sein. Bis heute sehe ich innerlich ihr Gesicht vor mir – ihre ruhige, zufriedene, ja glückliche Ausstrahlung. Ich war neugierig, ob ich im Kloster wirklich Menschen finde, die eins mit sich und der Welt sind.

Da passte es bestens, dass der SPIEGEL für ein Sonderheft zu den Weltreligionen eine Reportage über Klöster wollte. Ich packte nur ein wenig Wechselwäsche in eine Tasche.

Kommen ins Kloster kann jeder, gleich welcher Konfession, gleich welchen Glaubens. Auch der, der nicht glaubt. »Bei uns melden sich Schüler und Studenten, Beamte und Selbständige, Wanderer und Obdachlose«, sagt der Gästepater der Benediktiner in Beuron zur Begrüßung. Es gibt nur eine Anforderung: sich anzupassen.

Die Ordensbrüder in Beuron leben exakt nach den vor 1500 Jahren vom Heiligen Benedikt, dem Urvater aller abendländischen Mönche, aufgestellten Regeln – exakt! Und damit muss der Eindringling von außen erst einmal zurechtkommen: Der Tag ist durch mindestens sechs feste Gebets- und Gottesdienstzeiten eingeteilt, um 5.00 Uhr geht es mit der sogenannten Morgenhore los, um 19.45 Uhr klingt der Tag mit der Komplet aus.

Drei bis dreieinhalb Stunden täglich verbringen die Mönche gemeinsam beim Gebet, der Messe oder dem Gesang – 365 Tage im Jahr. »Das Wichtigste an unserem

Leben ist das Lob Gottes«, verkündet mir der Prior, der Stellvertreter des Abtes, ganz selbstverständlich. Ablenkung gibt es in den monumentalen Räumen und Hallen kaum. Die Mehrzahl der Mönche ist wenig gesprächig. Die Zellen sind mit Bett, Tisch, Stuhl und Schrank sehr einfach eingerichtet. Eigene Toilette, eigenes Bad? Fehlanzeige. Zu essen gibt es Hausmannskost, getrunken wird Apfelsaft oder Wasser. Am Sonntag gibt es Bier, für jeden genau eine Flasche.

Das Wort Kloster leitet sich vom lateinischen »claustrum« ab, was so viel bedeutet wie »das, was abgeschlossen ist«. Obwohl ich nur wenige Tage da bin, habe ich schnell das Gefühl, als vergehe die Zeit hinter den Mauern langsamer als draußen. In dieser Welt mit ihren stets gleichen Ritualen verlieren die Reize des hektischen Alltags schnell ihre Bedeutung. Zu Anfang empfinde ich so etwas wie Langeweile, dann fühle ich mich aufmerksamer mir gegenüber. Ob man es will oder nicht, man wird auf sich selbst zurückgeworfen.

Eine halbe Stunde bei Sonnenaufgang im kalten Gestühl der Kirche den Gesängen der Mönche zu lauschen: Beim ersten Mal rasen mir noch Tausende Gedanken durch den Kopf. Schnell fällt mir auf, dass die Sitzbank unbequem ist, von hinten ein scharfer Luftzug meinen Nacken bedrängt. Ich blicke auf die Uhr und sehne schon nach zehn Minuten das Ende der Feierlichkeit herbei. Doch überraschend schnell, nach wenigen Malen, kann ich während des Kirchenbesuchs entspannen, der Wirrwarr in meinem Gehirn beruhigt sich, ich werde vom monotonen Singsang der gläubigen Kuttenmänner dahingetragen.

In dem fast leeren, monumentalen Kirchenschiff verschwindet vieles Beklemmende ohne mein Zutun aus meinem Kopf, als werde es aus meinem Gehirn geweht. Ich bin ohne ersichtlichen Grund zuversichtlicher. Konzentriert kann ich über mein Schicksal nachdenken, über meine Krankheit, welches Glück ich mit meiner Familie habe, was ich im Beruf noch erreichen kann, welchen meiner Träume ich unbedingt noch verwirklichen will. Ich genieße die Stunden in der Klosterkirche.

Bei den Arenberger Dominikanerinnen bietet das Klosterleben mehr Komfort. Die Ordensschwestern haben vor einigen Jahren ihr Kloster renoviert und ein Vitalzentrum eröffnet, einen religiösen Wohlfühltempel, eine Art Wellness-Gästehaus von Gottes Gnaden: »Erholen, begegnen, heilen« heißt es im Werbespruch. Morgenmeditation und Rückenmassage, Nordic Walking und geistliche Gespräche, Eucharistiefeier und Aquafitness, Solarium und Rosenkranz, Kapelle und Fitnessraum gehören hier zusammen. Wer sich vor allem erholen will, kann morgens mit einer Schwester durch den Kräutergarten wandeln und selbstgemachte Bonbons lutschen, Minigolf im Klosterpark spielen und am Nachmittag bei der Wirbelsäulengymnastik sein Rückgrat lockern.

Wer hingegen innerlich auf der Suche ist, auf den wartet die »Hinführung zur christlichen Meditation«, der lässt sich in der Vesper um 17.30 Uhr im Schwesternchor von den rhythmischen Gebeten der Nonnen betören und versucht, beim »Impuls in die Nacht« zu sich zu finden. »Spirituelle Animation« nennt eine Schwester schmunzelnd die Angebote.

Vor allem die Ruhe, der man in beiden Klöstern nicht entfliehen kann, hat mir sehr gutgetan. Grundlegend verändert hat sie mich aber nicht. Einen anderen oder gar tieferen Sinn des Lebens habe zumindest ich im Kloster nicht finden können.

Ich bin ich geblieben – und leider meine nervende Herzkrankheit die gleiche nervende Herzkrankheit. Zum Gläubigen, zum Frommen bin ich nicht geworden, ewige Gewissheit habe ich nicht gefunden. Leider, denke ich manchmal schmunzelnd, denn das Leben ist auf jeden Fall leichter, wenn man überzeugt ist, die Antwort auf alle Fragen zu kennen und sogar noch den Meister, der sich alles ausgedacht hat. Das Abtauchen in die Klosterwelt konnte für mich nur ein Ausbruch auf Zeit sein. Eine ebenso interessante wie angenehme Energiespritze, immerhin.

Überleben mit meinem maladen Herzen, das muss ich aber im Alltag, draußen, jeden Tag des Jahres aufs Neue. Entfliehen kann ich leider weder meiner Krankheit noch einem möglichen Tod, da helfen keine noch so dicken Klostermauern.

Also, mein Herz, packen wir's an – heute, morgen, übermorgen! Hier, mitten im Leben!

Exkurs

Meine kleine Horrorshow

*Mein Herz hat zwischen 20 und 30 Minuten
nicht geschlagen.*

Das Symbol meiner Krankheit leuchtet für immer
mitten auf meiner Brust: genau 22,5 Zentimeter
ist es lang und einen halben bis einen Zentimeter
breit. Die weiß-rote Operationsnarbe, die von einem
lebensrettenden Eingriff kündet, die Narbenhaut, die
mir jeden Tag sagt, dass der Kampf noch nicht vorbei
ist.

Für die meisten Menschen ist das Herz das Zentrum
ihrer Lebenskraft, das Organ, das niemals eine Pause
macht. Für mich ist mein Herz keine störungsfrei ar-
beitende Pumpe, sondern Risikofaktor Nummer eins in
meinem Leben, eine potenziell tödliche Gefahr.

Der Ärger mit meiner Gesundheit beginnt genau am
9. August 1962. An diesem Tag werde ich im Kreis-
krankenhaus in Kirchheim unter Teck am Rande der
Schwäbischen Alb geboren. Dummerweise falle ich in
diese Welt mit einem angeborenen Herzfehler, einem
sogenannten Vorhofseptumdefekt, einem Loch in der
Herzscheidewand. Doch das weiß zu diesem Zeitpunkt
noch niemand.

Wann ich dann das erste Mal Herzrhythmusstörungen habe, kann ich nicht sagen. In meiner Erinnerung
quälen mich diese lästigen Attacken jedenfalls, seit ich
denken kann: Blitzartig fängt mein Puls an zu rasen.
Ohne jegliche Ankündigung, von einer Sekunde zur
nächsten, pumpt mein Herz wie wild, schlägt, als sei
es dem Irrsinn verfallen. Scheinbar ohne jeden Rhythmus, chaotisch folgen Schlag auf Schlag auf Schlag,

hämmernd, gewalttätig. Mein Herz kämpft in meiner Brust, als wolle es herausspringen, als wolle es bersten.

In meiner Jugend gelingt es mir, diese leidigen Anfälle selbst zu beenden: Ich sauge so viel Luft wie möglich in meine Lungen und presse den Brustkorb mit Gewalt zusammen, bis es schmerzt. Meist hilft dieses Vasalva-Manöver, wie es die Mediziner nennen. Überrascht mich mein verrückter Puls in der Schule, verdrücke ich mich kurz auf die Toilette, pumpe Luft, dann flitze ich zurück ins Klassenzimmer. Befällt mich das Vorhofflimmern beim Fußballspielen, sprinte ich an die Seitenlinie, presse, presse, und renne so schnell wie möglich wieder aufs Spielfeld, um Tore zu schießen. Meinen Freundinnen erläutere ich, behelligen mich meine gemeinen Störungen bei einem trauten Tête-à-Tête, mein Herz würde ab und zu wie wild tanzen. (Für die Mädchen musste es ja etwas romantisch klingen.)

Schon früh, eigentlich schon immer, bin ich gezwungen, meine Krankheit als Teil meines Lebens zu akzeptieren.

Die Diagnosen der Ärzte sind in meiner Kindheit und Jugend einfach: Angeblich wachse ich zu schnell, bin zu dünn, treibe zu viel Sport – kein Grund zur Beunruhigung also. Mit zunehmendem Alter werden meine Herzprobleme wahrscheinlich verschwinden, prophezeien mir die Medizinmänner gar. Doch blöd, das tun sie leider nicht, widerspenstig und hartnäckig wie sie sind.

Zu Anfang meines Studiums hilft mir dann in zwei Fällen nur noch die Intensivstation gegen meine Rhythmusstörungen. Jetzt wird aus einer Art Spiel bitterer Ernst. An der Universitätsklinik Tübingen wird bei mir die erste von in meinem Leben zahlreichen Herzkatheteruntersuchungen durchgeführt. In der Leistengegend stechen die Ärzte eine Hohlnadel in eine Beinschlagader und schieben von dort aus eine Sonde bis in mein Herz. So können die Kardiologen meine lebenswichtige Pumpstation in meinem Brustkorb von innen genauestens besichtigen und analysieren. Ich bin während des kleinen Forschungsvorhabens bei Bewusstsein und kann über einen Bildschirm mein Herz zum ersten Mal von innen sehen. Ganz spannend, seien Sie versichert. So spannend, ich konnte fast nichts mehr denken, in meinem Kopf herrschte einfach Chaos.

Die Diagnose ist niederschmetternd: Vorhofseptumdefekt mit Links-Rechts-Shunt. Das bedeutet, dass ich ein Loch in der Scheidewand zwischen den beiden Vorhöfen des Herzens habe. In diesem Moment erfahre ich, dass ich einen angeborenen Herzfehler mein Eigen nennen darf.

Die beim Menschen nicht serienmäßige Öffnung muss durch eine Operation geschlossen werden. Der Eingriff ist die einzige Chance, damit ich nicht mit 30 Jahren entweder ans Bett gefesselt bin oder noch früher sterbe, erklären mir die Mediziner.

Ein Schock! Mit 21 Jahren verändert sich mein Leben von einem Tag auf den anderen radikal. Nichts war mehr sicher, absolut nichts! Wie alt würde ich werden? Konnte ich mein Studium abschließen? Was war später mit Beruf, Familie? Würde es überhaupt einen Beruf und eine Familie geben? Konnte es passieren, dass ich zu einem Pflegefall werde? Würde ich die Operation überleben? In diesen Tagen habe ich einen Teil meines Urvertrauens in die Welt verloren – und ich sollte es nie wieder zurückbekommen!

Ein Vierteljahr später, Anfang September 1983, liege ich auf der Station für Herz- und Thoraxchirurgie der Universitätsklinik Tübingen. Vor der Operation bringen die Ärzte alle Risiken schonungslos zur Sprache: gefährliche Komplikationen, eventuell notwendige weitere Eingriffe und die Möglichkeit, das Abenteuer nicht zu überstehen. Zum ersten Mal in meinem Leben habe ich echte Angst zu sterben.

Die Operation dauert damals knapp sechs Stunden: Mein Brustkorb wird aufgesägt und geöffnet. Ich werde an eine Herz-Lungen-Maschine angeschlossen. Mein Herz wird stillgelegt. Die Mediziner schneiden das Herz auf und nähen das Loch zwischen dem linken und rechten Vorhof zu. Mein Herz wird mit Elektroschocks reanimiert. Ich werde von der Herz-Lungen-Maschine abgehängt. Das aufgesägte Brustbein wird mit Draht fixiert. Haut und Gewebe werden vernäht.

Eine ebenso furchteinflößende wie auch faszinierende Tatsache: Mein Herz hat zwischen 20 und 30 Minuten nicht geschlagen.

Die Tage nach der Operation bin ich mit Schläuchen und Kabeln an alle möglichen Apparaturen der Intensivmedizin angeschlossen. Zeitweise bereiten mir fast unerträgliche Schmerzen Höllenqualen – der ganze Oberkörper scheint gequetscht, aufgerissen, die Rippen alle herausgebrochen. Als habe man mich mit Eisenstangen geschlagen. Nur massive Schmerzmittel bringen Linderung, schicken mich in eine Welt zwischen Schlaf, Wahn und Wirklichkeit. Solange mir nach der Operation das Trinken verboten ist, bekomme ich gegen meinen schrecklichen Durst Wattestäbchen, getränkt mit eiskaltem Zitronenwasser. Welch ein Glücksgefühl!

Die Operation verläuft gut, doch der anschließende Aufenthalt in der Medizinischen Klinik in Tübingen ist ein Alptraum: Zwei Wochen liege ich mit neun anderen Patienten in einem Achtmannzimmer, zwei Waschbecken, Toiletten auf dem Flur. Tagsüber Horden von Besuchern, nachts keine Ruhe: immer einer, der hustet, schnarcht, umherläuft. Es ist zum Krank- und Wahnsinnigwerden.

Zeitweise hasse ich die Mitpatienten, die Ärzte, die

Krankenschwestern, sie widern mich geradezu an. Ich wüte innerlich gegen diese irgendwie geartete Schicksalsmacht, die mich in dieses Zimmer zwingt. Ich bin voller Aggressionen, die sich keinen Weg nach außen bahnen können. Dann wieder verfalle ich in Apathie, dämmere vor mich hin, auch tagsüber mit Lärmschutzstöpseln in den Ohren, bis zum Hals unter der Bettdecke vergraben. Dazwischen nehme ich am Zimmergequatsche teil und gebe den verständigen Patienten zum Besten. Nicht, um den anderen zu gefallen, sondern zu meinem eigenen Schutz, um nicht ganz durchzudrehen.

Genau drei Wochen nach dem Eingriff werde ich nach Hause entlassen. Es dauert noch ein halbes Jahr, bis ich mich wieder einigermaßen fit fühle, bis meine Arme und mein Oberkörper die Beweglichkeit von früher erlangen, bis ich schwere Taschen ohne besondere Vorsicht hochhebe.

Die Ärzte haben sehr gute Arbeit geleistet, die moderne Medizin hat mir das erste Mal das Leben gerettet – und doch erwartet mich eine herbe Enttäuschung: Meine Herzrhythmusstörungen sind nicht, wie erhofft, verschwunden, nein, sie kommen fröhlich wieder.

Der erste Anfall nach der Operation trifft mich brutal an einem Samstagmorgen. Ich studiere in Tübingen und will mit Kommilitonen über das Wochenende nach München fahren, einfach so, um auszuspannen. Ich packe gerade meine Reisetasche –, da rastet mein Herz aus und fängt von einer Sekunde zur nächsten an zu rasen. Sofort lege ich mich auf mein Bett, starte ruckartig meine Atemübungen. Ich zittere, fange an zu schwitzen, das Atmen fällt mir schwer.

Es ist ein Schock! Als habe mir jemand mit aller Gewalt ins Gesicht geschlagen! Auch wenn an diesem Tag nach zwei Stunden mein Herz ebenso plötzlich, wie es anfing zu toben, wieder in einen ruhigen, regelmäßigen

Rhythmus wechselt – ich weiß, dass der Kampf mit meinem Herzen noch lange, lange nicht beendet sein wird.

Ich muss nun starke Medikamente nehmen, alle möglichen Wunderdrogen. Morgens, mittags und abends, täglich schlucke ich neun oder zehn Pillen. Nicht ein einziges Mal in den nächsten Jahren vergesse ich die meist weißen und gelben Tabletten. Zu meinem Schutz in einem Notfall trage ich – übrigens bis heute – stets Arztpapiere bei mir.

Mitte der neunziger Jahre wird eines der Medikamente, das längst ein Teil von mir geworden ist, vom Markt genommen. Dabei hatte gerade dieses Zeug mir exzellent geholfen. Beim Versuch, auf andere Wirkstoffe umzustellen, passiert, was ich immer befürchtet habe: Es kommt zu schweren Herzrhythmusstörungen, die mehrere Wochen anhalten.

Rettung bringt mir nur eine sogenannte Kardioversion, die mein Herz wieder zu einem normalen Herzschlag zwingt. Bei einer Kardioversion wird ein starker Stromschlag direkt durch das Herz gejagt, ähnlich wie es jeder Fernsehzuschauer aus Krankenhausserien kennt, wenn ein Patient wiederbelebt wird – bumm-bumm! »Stromen« und »grillen« nennen das die Notfallmediziner auf den Intensivstationen gern.

Leider verschlechtert sich in den folgenden Jahren der Zustand meines Herzens dramatisch.

Es treten jetzt immer häufiger Herzrhythmusstörungen auf, ganz verschiedener Art. Die Mediziner haben natürlich für jede einzelne Störung einen eleganten Fachbegriff: Ich leide unter Vorhofflimmern, Vorhofflattern, atrialen Tachykardien, einem Bigeminus und hin und wieder sogar unter bradykarden Attacken. Kurz gesagt: Das Herz schlägt katastrophal – zu schnell, unregelmäßig und hin und wieder sogar zu langsam.

Bei den Anfällen erweisen sich alle auf dem Markt

verfügbaren Medikamente zunehmend als mehr oder weniger wirkungslos, ob ich sie schlucke oder sie mittels Spritzen in meine Venen gejagt bekomme. Die Wirkung ist jeweils gering.

Rund dreißigmal muss ich in den folgenden Jahren in Notaufnahmen oder auf Intensivstationen elektrokardiovertiert, also mit Elektroschocks behandelt werden. Und diese Aktion ist leider kein Vergnügen und nicht ganz ohne Risiko: In jedem Fall wird mir eine kurze Vollnarkose verpasst. Es können Blutgerinnsel, die sich eventuell durch meine Rhythmusstörungen in meinem Herzen bilden, aus den Herzkammern ausgeschwemmt werden und in meinem Gehirn einen Schlaganfall verursachen. Auch zusätzliche, akut lebensgefährliche Herzrhythmusstörungen stehen auf der Liste der möglichen netten Komplikationen.

Hinzu kommt, dass mich immer wieder über Monate dauerhaft Rhythmusstörungen ärgern, zwar ungefährliche, aber sehr lästige. Bigeminus nennen die Kardiologen eine Unregelmäßigkeit des Herzens, bei der jeder zweite Schlag eine Extrasystole, ein falscher Schlag ist. Es folgen immer zwei Herzschläge zu schnell aufeinander, dann entsteht eine lange Pause.

Die Pumpleistung des Herzens ist damit eingeschränkt und dadurch auch die Leistungsfähigkeit des Patienten. Aber man kann viele Jahre so leben – in meinem Fall aber nur sehr angespannt. Der erste Herzschlag nach jeder Pause ist stets so wuchtig, dass es meinen ganzen Brustkorb erschüttert. Bei allen ruhigen Tätigkeiten spüre ich andauernd meine Pumpe. Ich lese, arbeite am Computer, schaue fern, höre Musik – bumm-bum, bumm-bum, bumm-bum! Liege ich im Bett, wackelt sogar die Zudecke – bumm-bum, bumm-bum, bumm-bum! Das stört, das nervt, das strengt an, das zermürbt.

Ich finde keine Ruhe mehr, keine Entspannung. Ich

fühle mich permanent getrieben, bin davon unendlich müde, doch kann ich mich keine einzige Minute erholen. Es ist wie Folter, auf Dauer will und kann ich so nicht leben.

In der Hoffnung mir zu helfen, meine verschiedenen Rhythmusstörungen in den Griff zu bekommen, nehmen die Ärzte besondere Eingriffe, sogenannte Ablationen, an meinem Herzen vor. Diese Reparaturen tief im Herzinneren führen Mediziner erst seit einigen Jahren durch, und nur spezialisierte Kliniken haben sie im Angebot: Bei einer Ablation werden von beiden Leisten und dem linken oberen Brustbereich mehrere Katheter bis in die Herzkammern geschoben. Die Spitzen eines Katheters können mit Hilfe von Strom erhitzt oder mit Flüssiggas stark gekühlt werden, so dass die Operateure fähig sind, damit Gewebe in den Herzkammern zu zerstören.

Zweck der gezielt verursachten Verletzungen: Innerhalb meines Herzens werden künstliche Narben angelegt. Damit sollen die Ursprungsherde meiner Herzrhythmusstörungen eliminiert und die Verbreitung falscher elektrischer Impulse, die Rhythmusstörungen hervorrufen, unterbunden werden.

Natürlich mache ich mir vor jedem Eingriff jede Menge Sorgen. Die Liste der möglichen Komplikationen ist lang und beruhigt nicht gerade die Nerven. Neben eher kleinen Ärgernissen wie Blutungen oder Infektionen an den Stellen, wo die Katheter in die Leisten und der Brust eingeführt werden, gibt es vor allem drei Risiken:

Es kann zu einem Schlaganfall kommen, da sich während und nach der Operation Blutgerinnsel bilden können.

Wird speziell Vorhofflimmern behandelt, können sich Wochen oder Monate nach dem Eingriff die Lungenvenen zusammenziehen oder gar verschließen.

Solch eine Verengung muss dann bei einem erneuten Eingriff mit Hilfe eines Ballons wieder gedehnt werden. Oder die Ärzte müssen sogar einen Stent einsetzen, ein Implantat, das die Gefäßwand auf Dauer stützt.

In sehr seltenen Fällen kann sich bei der Ablation eines Vorhofflimmerns auch ein Gang zwischen einem Vorhof des Herzens und der Speiseröhre bilden. Das ist immer tödlich.

In den Jahren 2001 und 2002 führen Kardiologen an der Asklepios Klinik St. Georg in Hamburg jeweils eine Ablation in meinem Herzen durch, 2008 zwei weitere im Abstand von nur wenigen Monaten. Mein Herzinneres wird zu einem geschätzten Ausflugsziel meiner Kardiologen.

Ein Ärzteteam des Universitären Herzzentrums Hamburg betont in einem Aufsatz für die Fachzeitschrift *Herz* im Juni 2008[2], dass es sich bei der Katheterablation »um einen Eingriff mit potenziell lebensbedrohlichen Komplikationen handelt«, und ein solcher deshalb nur in »erfahrenen Zentren« durchgeführt werden darf. (Vielleicht sollte ich in Zukunft weniger Fachpublikationen zu meiner Krankheit lesen, damit ich in den Nächten vor den Operationen besser schlafe.)

Das Ergebnis der wagemutigen Aktionen: Mein Herz schlägt heute besser, aber nicht gut. Einige Arten meiner Rhythmusstörungen konnten die Ärzte beseitigen, großes Lob! Vor allem aber das Vorhofflimmern zeigt sich widerspenstig und treibt weiter beharrlich sein Unwesen.

Seit Jahren ist existenzielle Angst mein permanenter Lebenspartner. Bis heute bin ich Stammgast in kardiologischen Praxen und in Kliniken, ich bin ein Herzkranker wie aus dem Lehrbuch.

Was habe ich aus meiner langjährigen Krankheits-

2 Nachzulesen in der Zeitschrift Herz, Nr. 6/08, S. 410.

geschichte gelernt? Erstens: Ohne die Wunder der modernen Medizin würde ich längst nicht mehr leben. Zweitens: Auch die beste Medizin konnte mich bisher nicht gesund machen. Will ich leben, muss ich meine Krankheit annehmen, muss ich *mit* meiner Krankheit leben.

Mein Herz ist leider kein wartungsfrei summender Motor wie bei den meisten Erdenbürgern, sondern eine ziemlich anfällige Schrottkiste, von der niemand weiß, wie lange sie läuft.

Doch trotz aller Qualen, Risiken und Einschränkungen: Ich habe weder Lust, frühzeitig von diesem Planeten abzutreten noch dauerhaft unglücklich zu sein. Und während ich diese Zeilen schreibe – genau, ich lebe!

Ob ich je gesund werde? Ich hoffe es. Was ich mache, wenn es nicht klappt? Versuchen, trotzdem glücklich zu sein!

DIE HELFER

Glauben Sie mir:
Ärzte sind auch Menschen

Wenn die Ärzte eine Krankheit nicht heilen können,
geben sie ihr wenigstens einen schönen Namen.

VOLTAIRE

Sie verstehen Ihren Arzt nicht, Sie vertrauen ihm nicht, Sie mögen ihn nicht? Sie haben den Eindruck, Ihr Arzt ist eher Ihr Gegner als Ihr Beschützer? Als Patient fühlen Sie sich als Bittsteller, womöglich gar als störender Faktor eines auf Effizienz und Gewinn ausgelegten Medizinbetriebs?

Mit ein paar Tricks kommen Sie mit allen Medizinern klar. Nur eines dürfen Sie nicht vergessen: Auch die Medizinmänner wissen nicht alles!

Ja, ich kenne sie, die Kardiologen dieser Welt und ihre Freunde aus den anderen medizinischen Disziplinen. Tausende Ärzte habe ich in meinem Leben konsultiert, in Zigtausenden ihrer Wartezimmer gesessen – so scheint es mir zumindest.

Realistisch geschätzt, trat ich wegen meines maladen Herzens in den knapp fünf Jahrzehnten seit meiner Geburt wohl so um 100 Herzspezialisten gegenüber, in großen und kleinen Praxen, in verschiedenen Krankenhäusern, in unterschiedlichen Städten und sogar in mehreren Ländern. Keinen einzigen habe ich freiwillig aufgesucht. Dabei wollten sie alle mein Wohl – und ich wollte überleben.

Jeder dieser Ärzte war und ist anders. Doch vier Eigenschaften verbinden sie fast alle: Sie wollen von ihren Patienten geliebt und von ihren Kollegen bewundert werden und dazu im Laufe der Zeit ein ansehnliches Vermögen anhäufen. Außerdem möchten sie, sofern möglich, die Kranken heilen. Ich finde, das sind nicht die schlechtesten Voraussetzungen, ein guter Heiler zu sein. Ärzte sind eben auch nur Menschen.

An dieser Stelle will ich mich gleich bei jedem einzelnen Mediziner der Herzheilkunde bedanken, der einmal Hand an mich gelegt hat: mag es per Stethoskop, Katheter oder Skalpell gewesen sein, wegen meines Lochs in der Herzscheidewand oder akuter Herzrhythmusstörungen. Ohne viele von ihnen wäre ich nicht mehr auf dieser Welt unterwegs, sie haben mein Leben gerettet und tun es noch immer. Dafür von ganzem Herzen danke schön!

Doch bei aller Anerkennung, was sind die großen Probleme nicht nur meiner Herzdoktoren? Leider gilt für viele Ärzte: zu wenig Zeit, zu wenig Gefühl. Ich könnte auch sagen: zu wenig Herz.

Dass Ärzte in Kliniken und Praxen oft unter dem Druck stehen, möglichst viele Kranke in möglichst kurzer Zeit durch den medizinischen Apparat zu schleusen, das hat sicher jeder schon erlebt. Auch wenn es administrative oder finanzielle Gründe dafür geben mag – für den einzelnen Patienten ist es ärgerlich und oft auch beängstigend. Der Kranke, er spürt das deutlich, wird zu einer Nummer in einem Reparaturbetrieb, in dem Rendite, nur selten Empathie zählt. Und das kann leider sogar den medizinischen Erfolg schmälern.

Damit mich niemand falsch versteht: Die meisten Ärzte erklären ihren Patienten, was für eine Krankheit sie haben, und was die Medizin dagegen machen kann – auf hartnäckiges Nachfragen hin sogar ohne Fachbegriffe.

Aber zahlreiche Studien belegen, dass eine gute und ausführliche Kommunikation zwischen Arzt und Patient vom kranken Menschen nicht nur als ganz nett empfunden wird, sondern das körperliche Befinden der

Patienten positiv beeinflusst. Doch dazu gehören mehr als ein paar medizinische Stichworte in drei bis fünf Minuten. Im täglichen Heilgeschäft wird vielen Patienten beim Vis-à-vis mit den Medizinern jedoch der quälende Eindruck vermittelt, sie würden dem Arzt vor allem die Zeit stehlen.

Ich werde im Sprechzimmer meist nur im Stakkato abgefragt: »Wie schlägt das Herz?«, »Wann war der letzte Anfall mit Herzrhythmusstörungen?«, »Was nehmen Sie aktuell für Medikamente?«. Ich kann mich nicht erinnern, dass sich einer der honorigen Herren Kardiologen je erkundigt hat, wie es mir mit meinen Herzrhythmusstörungen eigentlich im Beruf ergeht, wie ich mit den Gefahren psychisch zurechtkomme oder was die Krankheit für meine Angehörigen bedeutet.

Nun werden manche Leser einwenden: Das muss der liebe Herr Doktor auch gar nicht. Stimmt, aber jeder Experte weiß, dass gerade viele Herzleiden nicht ausschließlich durch einen mechanischen Defekt der Saug-Druck-Pumpe im Brustkorb bedingt sind, sondern auch von psychischen Faktoren beeinflusst werden können.

In der Notaufnahme einer Klinik geriet ich vor einiger Zeit mitten in der Nacht in die Fänge eines spritzigen Jung-Kardiologen, der, als er mich und mein EKG sah, voller Faszination sagte: »Wow, sehr interessant, was für massive Herzrhythmusstörungen! Das sieht man selten, das wird ja echt spannend! Da haben Sie ja ein mächtiges Problem.« Nur einen halben Meter neben mir saß meine in diesem Moment im zehnten Monat schwangere Frau. »Danke für das Feingefühl, du Idiot!«, dachte ich.

Oder ein niedergelassener Kardiologe ruft einfach nicht zurück. Ich soll dringend ein Medikament gegen eine schwere Bronchitis einnehmen, wegen möglicher Nebenwirkungen auf das Herz ist aber unbedingt die Meinung des Kardiologen gefragt. Auf zwei Anrufe meiner Hausärztin und zwei Anrufe meinerseits an zwei verschiedenen Tagen – keine Reaktion, nichts, null. Keine Zeit? Keine Lust? Schlechte Organisation in der Praxis? Hatte sich der Arzt kurzfristig ins Ausland abgesetzt oder arbeitete er jetzt als Postbote? Ich habe es nie erfahren.

Positives will ich nicht vergessen: Ich erlebe eine junge Klinikärztin, die an der Spitze der medizinischen Entwicklung forscht, sich aber trotzdem die Zeit nimmt, mir ellenlang einen möglichen Eingriff an meinem Herzen zu erklären. Und nach dem Klinikaufenthalt auch noch auf meine E-Mails antwortet. Oder mein niedergelassener Kardiologe, der mir seine private Handynummer gegeben hat, damit ich ihn im Notfall auch außerhalb der Sprechzeiten erreichen kann.

Wie sich nun aber am besten gegenüber der heute weitverbreiteten Spezies des flott-forschen, gestresst lächelnden Weißkittels verhalten? Meine Strategie: Vertrauen und gleichzeitig kritische Distanz. Oder einfacher gesagt: Lieben Sie Ihren Arzt und quälen Sie ihn.

Einerseits müssen Sie Ihrem Helfer einen Vertrauensvorschuss gewähren, zumindest wenn Sie nicht selbst Mediziner sind. Er ist der Experte, er hat studiert, er hat schon Leichen aufgeschnitten, nicht Sie. Legen Sie auf die Ratschläge Ihres Doktors keinen großen Wert, sollten Sie den Arzt wechseln oder gleich zu Hause bleiben.

Verkündet der Mediziner Ihnen allerdings eine Diagnose, stellt er eine Therapie vor, dann fragen Sie hartnäckig nach allem, was Sie interessiert, was Sie beunruhigt, was Sie schon immer wissen wollten. Nach allem! Zeit sollte für Sie als Patient, im Gegensatz zum Arzt, nicht die geringste Rolle spielen! Am besten, Sie notieren sich schon vor der Sprechstunde auf einem Zettel Ihre Fragen. Ich ziehe stets offen und in aller Seelenruhe ein Blatt Papier aus meiner Tasche und hake Punkt für Punkt ab, was mich interessiert.

Dann stellen Sie die Königsfrage: Sie erkundigen sich, ob der Medizinmann, wenn er die gleiche Krankheit hätte, an sich selbst die vorgeschlagene Behandlung auch vornehmen würde. Oder ob er die Therapie seiner Frau, seiner Tochter oder seinem Sohn zumuten würde. Das ist die unerlässliche Schlussfrage. Untersuchungen haben nämlich gezeigt, dass Ärzte bei sich selbst und ihren Angehörigen wesentlich zurückhaltender sind, wenn es etwa um schwerwiegende Operationen geht. Auch Mediziner lieben eben das eigene Blut am meisten.

Zuletzt loben Sie Ihren Arzt, unbedingt! Preisen Sie seinen Sachverstand, bedanken Sie sich für die gute, ausführliche Behandlung, sagen Sie etwas Sympathisches über seine Praxis, rühmen Sie seine Mitarbeiter. Sie können sich auch anerkennend über seine Frisur oder über seine Schuhe äußern. Über all das freut sich der Mediziner, das macht ihn offener, das stimmt ihn positiv für den nächsten Besuch. Er denkt: Was für ein netter und kluger Patient.

Wie schon gesagt: Jeder Arzt ist auch nur ein Mensch.

Vielen Dank, liebe Medikamente, ihr Biester

Medikamente unterliegen sogar
wechselnden Moden,
jawohl Moden!
Was schluckt der Patient denn diese Saison?

Die beiden Medikamente dürfen Sie aber auf keinen Fall zusammen einnehmen – das kann lebensgefährlich sein!« Der neue Apotheker ist wieder einer von der aufmerksamen Art. Als er mein Rezept in der Hand hält, blickt er mir gleich sorgenvoll in die Augen.

Ja, es stimmt, es wird davor gewarnt, meine beiden wichtigsten Medikamente zusammen einzunehmen. Werden sie zur selben Zeit geschluckt, können sie lebensbedrohliche Herzrhythmusstörungen auslösen. Aber der Chef-Kardiologe in meiner Hamburger Stammklinik hat sie mir verschrieben, um bei mir – ja genau, lebensbedrohliche Herzrhythmusstörungen zu verhindern.

Was widersprüchlich klingt, ist es auch. Die beiden Wunderdrogen haben die Aufgabe, meinen Pulsschlag im Zaum zu halten: Nicht zu schnell, nicht zu unregelmäßig soll er schlagen, im sogenannten Sinusrhythmus muss er bleiben. Ohne die chemischen Keulen der Pharma-Industrie würde mein Herz wohl noch öfter tun, wozu es leider gerne neigt: stolpern, springen, rasen, jagen. Wenn ich einmal das große finale Pech habe, wird meine Blutpumpe erst sehr schnell schlagen und dann plötzlich stehenbleiben – für immer.

Ohne meine Medikamente kann ich nicht überleben. Der Griff zu den Pillen morgens und abends ist für mich längst zur Routine geworden. Sicher, einige Tabletten haben mir schon geschadet, andere jedoch wohl auch mein Leben verlängert.

Ob die beiden Arzneimittel nun auf keinen Fall zusammen eingenommen werden dürfen, weil sie gemeinsam bedrohlichste Nebenwirkungen verursachen können, oder ob die zwei gerade als Team besonders heilbringend sind – das ist unter Ärzten umstritten. Was die Mediziner zum Fachdisput reizt, kann einen als Patienten natürlich wahnsinnig machen. Hilft die verordnete Therapie oder schadet sie mir? Verlängert sie mein Leben – oder bringt sie mich gar um?

In den vergangenen drei Jahrzehnten haben die Medizinmänner dieser Welt ein ganzes Arsenal verschiedener Wirkstoffe an mir und meinem Herzen getestet. Tolle chemische Namen haben die: Verapamil, Chinidin, Amiodaron, Flecainid, Sotalol, dazu Digitoxin, Acetylsalicylsäure, zeitweise Phenprocoumon und noch das eine oder andere Zeug mehr, das ich vergessen habe.

Wie bei vielen Kranken passierte es auch bei mir: Einige der Stoffe haben gut gewirkt, aber nur eine Zeitlang, andere zu wenig, wieder andere nicht in der gewünschten Weise. Und Nebenwirkungen, logisch, gab es auch. So rief etwa eines der pharmazeutischen Heilmittel bei mir eine Schilddrüsenüberfunktion hervor. Davon abgesehen, dass ich völlig hektisch wurde und mein Schlafbedürfnis auf wenige Stunden sank, magerte ich ab: 58 Kilo Gewicht bei 184 Zentimeter Größe, das macht eine schlanke Silhouette.

Welche Medizin bei welcher Krankheit und welchem Patienten am besten hilft, und ob die Risiken der Einnahme zu vertreten sind –, da sind ärztliches Wissen und Erfahrung gefragt. Und leider ist es oft auch Ansichtssache. Medikamente unterliegen sogar wechselnden Moden, jawohl Moden! Was schluckt der Patient denn diese Saison?

Zu Beginn meiner Karriere als Herzkranker war der Stoff Chinidin sehr angesagt. Nachdem ich meinen Körper mehrere Jahre damit vollgepumpt hatte, kam das Mittel schwer in Verruf und wurde wegen seiner ausgeprägten Nebenwirkungen als supergefährlich verteufelt. Seit einiger Zeit erlebt der Wirkstoff nun wieder eine Renaissance. Auf ein Neues!

Auch schlichte geschäftliche Erwägungen eines Pharmaunternehmens können durchaus drastische Auswirkungen für einen Patienten haben. Vor einigen Jahren wurde ein für mich äußerst wirksames Präparat vom Markt genommen, kurzerhand nicht mehr hergestellt. Soweit ich in Erfahrung bringen konnte, hatte sich die Produktion des Stoffes für die Firma nicht mehr gelohnt, die Nachfrage nach der Medizin war zu gering geworden. Da hatte ein Firmenboss kühl gerechnet, und betriebswirtschaftlich betrachtet, wahrscheinlich auch die richtige Entscheidung getroffen.

Mich brachte das Aus für das Medikament jedoch in große Bedrängnis. Ich versuchte damals noch beim Hersteller und im Ausland Restbestände zu ergattern – ohne Erfolg. Mich auf andere Wirkstoffe einzustellen, gelang nur sehr schwer und war für mich mit mehreren heiklen Anfällen von Herzrhythmusstörungen und Krankenhausaufenthalten verbunden.

Kann ich als Patient aber überhaupt beurteilen, welches Medikament für mich sinnvoll ist und welches nicht? Oder gar, welche Dosis für meine Genesung genau die richtige ist? Nur sehr schwer. Auch für Salben, Pillen und Zäpfchen gilt es, sich zu informieren, Beipackzettel zu studieren, im Einzelfall im Internet zu recherchieren. Bei jeder Verschreibung muss ein Patient bei seinem Arzt nachhaken: Was soll mit den Tabletten erreicht werden? Wie wirksam sind die Substanzen? Welche Nebenwirkungen können die Mittel haben? Gibt es Alternativen? Vor allem aber sollte man seinen

Arzt wie immer danach fragen, wie er es persönlich halten würde mit dem Zeug: Würden Sie die Dinger schlucken?

Ich selbst könnte ohne die Wunderdrogen aus dem Chemiebaukasten der Pharmazie wohl nicht überleben. Deshalb sage ich trotz aller Risiken und Nebenwirkungen: Vielen Dank, ihr kleinen weißen Biester. In der Medizin gilt wie so oft im Leben: kein Risiko, keine Wirkung, »no risk, no fun«.

Wer fragt, lebt besser – und länger

Schlägt das Herz nicht mehr, ist der Mensch,
bekanntermaßen, tot.

Sie schlucken Medikamente und wissen nicht warum? Ein Mediziner will irgendwo Ihren ganz persönlichen Körper aufschneiden, und Sie fragen sich, ob das sein muss? Sie können aus Angst vor einem Eingriff nicht mehr schlafen? Sie zweifeln, ob Sie überhaupt beim richtigen Arzt sind? Fragen Sie, fragen Sie, fragen Sie! Wissen hilft, selbst wenn Ihre Aussichten miserabel sind.

Das Herz besteht aus zwei Hauptkammern, zwei Vorhöfen und verschiedenen Klappen. In 24 Stunden schlägt das Herz eines Menschen rund 100 000 Mal. Jeden Tag befördert es etwa 7000 Liter Blut durch den Kreislauf. In Ruhe werden 5 Liter, bei Anstrengung zwischen 25 und 30 Liter Blut pro Herzschlag in die Blutbahnen gepresst.

Dabei ist das Herz meist gerade einmal so groß wie die geschlossene Faust seines Trägers und wiegt bei einem Erwachsenen zwischen 250 und 300 Gramm. Das Herz, ein hohler Muskel, ist ein Top-Produkt einer Millionen Jahre umfassenden Entwicklung, der Evolution: Alle Teile, alle Funktionen sind perfekt aufeinander abgestimmt – die beste Saug-Druck-Pumpe aller Zeiten.

Schön, werden Sie sagen, nur: Muss ich das wissen? Wenn Sie gesund sind – nicht unbedingt. Wenn Sie herzkrank sind wie ich – auf jeden Fall. Denn schlägt das Herz nicht mehr, ist der Mensch, bekanntermaßen, tot.

Ihr Wissen kann Ihr Überleben retten – oder zumindest das Gesundwerden fördern. Nicht nur Ärzte, nein, auch Patienten sollten sich heute zumindest teilweise auskennen mit den Ursachen von Krankheiten und den Medikamenten, die man dagegen einsetzen kann. Nur wer Bescheid weiß, kann neue Therapien verstehen, oder sich davor schützen, nutzlose Mittel einzunehmen. Egal ob Herzkrankheiten, Asthma, Rheuma, Krebs, Depressionen oder andere körperliche Gebrechen: Wissen kann Wunder wirken, schaden kann es kaum.

In meinem eigenen Fall mit einem erstklassig kranken Herzen und massiven Herzrhythmusstörungen ist es ziemlich nützlich zu verstehen: Welche unterschiedlichen Herzrhythmusstörungen gibt es? Welche dieser Unregelmäßigkeiten sind lebensbedrohlich, welche nur lästig? Welche Medikamente wirken gegen welche Rhythmusstörungen und wie gefährlich sind sie? Was kann die Medizin tun, wenn die Medikamente nicht mehr helfen?

Es ist ein riesiger Unterschied, ob Sie mitten in der Nacht in die Notaufnahme einer Klinik stapfen und sagen: »Mein Herz schlägt irgendwie komisch. Ich hab das manchmal so.« Oder ob Sie erklären: »Ich habe Vorhofflimmern. Ich nehme zur Zeit Flecainidacetat und Sotalol, dazu zur Prophylaxe ASS. Habe ich einen Anfall, ist eine medikamentöse Rhythmisierung meist erfolglos, in den vergangenen Jahren wurde ich stets elektrokardiovertiert.« Das bedeutet: Ich bekomme Elektroschocks.

Wenn Ärzte und Pfleger merken, dass Sie über Ihre Krankheit und deren Behandlung gut Bescheid wissen, werden Sie nicht nur mit mehr Respekt angesprochen, Sie werden wahrscheinlich auch ernsthafter behandelt.

Als meine Klinik-Kardiologen mir vor Jahren zum ersten Mal vorschlugen, den Eingang meiner Lungenvenen im Herzen zu veröden, um meine Rhythmusstörungen in den Griff zu bekommen, wollte ich genau wissen, was das bedeutet: Die Herzexperten zerstören über Katheter mit Hilfe von Hochfrequenzstrom Gewebe in meinem Herzen rund um die Einmündung der Lungenvenen. Klingt kompliziert und ist es auch.

Dieses sogenannte Ablationsverfahren war damals noch in der Entwicklungsphase, und der Eingriff wäre alles andere als ein operativer Spaziergang bei mir gewesen. Bei einigen früheren Patienten hat die Prozedur sogar zum Tod geführt. Eine Ärztin und ich kamen deshalb in einem langen Gespräch zu dem Ergebnis, dass die Chance auf Heilung und die Gefahren des Eingriffs »in keinem optimalen Verhältnis zueinander stehen«. Das Abenteuer wurde erst einmal abgeblasen.

Im Jahr 2008 waren die Forschung und die Medizintechnik dann weiter fortgeschritten, und die Ärzte hatten mehr Erfahrung mit dem Verfahren gesammelt. Da es mir nach wie vor schlechtging, beschlossen die Kardiologen und ich nach ausführlichen Beratungen, den Eingriff nun vorzunehmen. Die Chancen, dass die Operation gelingt, hatten sich verbessert, und die Risiken, dass ich einen dauerhaften Schaden erleide, waren geringer geworden. Nun schien mir ein »go« in Richtung Operationstisch gerechtfertigt.

Die wichtigsten Fachbegriffe, die biologischen Hintergründe oder die neuesten Behandlungschancen einer Krankheit lassen sich heute dank Internet leicht recherchieren. Ärzte- und Patientenorganisationen oder auch Krankenkassen halten vielfältige Informationen im Netz bereit.

Für den Einstieg helfen oft schon ein paar Klicks bei der Suchmaschine Google oder dem Internetlexikon Wikipedia. Auf dem Videoportal youtube finden sich sogar wissenschaftliche Filme über verschiedenste Operationen und medizinische Behandlungen, dort am besten die englische Bezeichnung einer Krankheit oder Behandlung eingeben. Aber Achtung: Lassen Sie sich nicht in irgendwelchen abseitigen Foren oder anderen Quasselstuben des Netzes von Hypochondern und Pseudo-Ärzten verrückt machen. Das Internet kann informieren, aber nicht heilen. Darüber hinaus können Lehrbücher für Pflegeberufe und Medizinstudenten nützliches Basiswissen vermitteln, das meist auch ein Laie versteht.

Vor allem aber gilt für jeden Patienten der nette Spruch aus der Fernsehwerbung: »Fragen Sie Ihren Arzt oder Apotheker.« Oder halten Sie sich an die Sesamstraße: »Der, die, das – wer, wie, was – wieso, weshalb, warum – wer nicht fragt, bleibt dumm!«

Nerven Sie Ihre Ärzte: »Was bedeutet das?«, »Erklären Sie mir das bitte noch einmal!«, »Welche Alternativen gibt es?«. Jede Frage ist wichtig, jede Frage ist gerechtfertigt. Wie immer im Leben: Es gibt so gut wie keine dummen Fragen!

Und sobald Ihnen ein Mediziner wirklich ans Leder will, wenn jemand vorhat, Sie aufzuschneiden oder ähnliche Freundlichkeiten plant: Holen Sie auf jeden Fall eine zweite Meinung ein! Wird die Meinung Ihres ersten Arztes bestätigt – wunderbar, Sie können beruhigt sein. Sollte der zweite Medizinmann jedoch dem ersten widersprechen und etwas ganz anderes vorschlagen – gut, dass bei Ihnen jetzt die Alarmglocken angehen. Leider müssen Sie sich jetzt weiter informieren.

Denken Sie daran: Wenn Sie ein neues Auto oder ein teures Abendkleid kaufen, schlagen Sie ja auch nicht beim erstbesten Händler zu. Es ist die Mühe wert, auch ärztliche Diagnosen zu vergleichen. Es geht um Ihre Gesundheit – vielleicht sogar um Ihr Leben!

Es lebe
der medizinische Fortschritt!

Wir hoffen immer, und in allen Dingen,
ist besser hoffen als verzweifeln.
JOHANN WOLFGANG VON GOETHE

Die erste Herztransplantation bei einem Menschen gelang dem Chirurgen Christiaan Barnard am 3. Dezember 1967 in Kapstadt in Südafrika. Barnard pflanzte seinem Patienten Louis Washkansky in einer fünfstündigen Operation das Herz des bei einem Verkehrsunfall tödlich verunglückten Denise Darvall ein. Washkansky überlebte die Operation, allerdings nur 18 Tage. Er starb am 21. Dezember 1967 an einer Lungenentzündung.

Heute werden allein in Deutschland etwa 500 Herzen pro Jahr transplantiert. Immerhin 70 bis 80 Prozent der Patienten überleben die ersten fünf Jahre nach dem Eingriff – Tendenz steigend. Welch ein Erfolg!

Wäre ich mit meiner Herzkrankheit, vor allem mit meinem Loch in der Herzscheidewand, ein oder zwei Jahrzehnte früher auf die Welt gekommen, hätten die Mediziner das Loch entweder gar nicht entdeckt oder es nicht operieren können. Beides hätte für mich mit absoluter Sicherheit tödlich geendet.

Würde ich hingegen heute geboren, wäre zu erwarten, dass Kardiologen das Loch in meinem Herzen viel früher als erst im Alter von 21 Jahren diagnostizieren und mich bereits als kleines Kind operieren würden. Dadurch wäre die Operation einfacher, der Heilungsverlauf günstiger, und mein Herz anschließend womöglich ganz gesund. Mein wirkliches Herz hingegen ist geschädigt, unter anderem, weil es 21 lange Jahre mit einem Loch zwischen der linken und rechten Vorkammer schlagen musste.

Zweifellos, ich verdanke mein Leben der modernen Medizin – und dafür bin ich dankbar!

Ich ziehe meinen Hut vor Menschen wie Christiaan Barnard und Louis Washkansky, die beide – auf unterschiedliche Weise – sehr mutig waren. Und ich bewundere die Verwegenheit von jemandem wie Werner Forßmann, der als Erfinder des Herzkatheters bezeichnet werden kann. Der Mediziner Forßmann schob 1929 bei sich selbst, und damit erstmalig bei einem Menschen, einen Gummischlauch von der Armvene bis zur rechten Herzkammer vor. Im Jahr 1956 erhielt Forßmann für den spektakulären Selbstversuch den Nobelpreis für Medizin. (Es soll jedoch nicht unerwähnt bleiben, dass Forßmann allem Anschein nach ein überzeugter Nazi war: Er trat bereits 1932 der NSDAP bei, später auch der SA und dem Nationalsozialistischen Deutschen Ärztebund.)

Die Medizin kann nicht jeden Menschen gesund machen und schlussendlich niemanden vor dem Tod retten. Gott bewahre! Die Medizin kann aber helfen, lindern, heilen. Sie kann das Leben menschlicher machen. Deshalb muss die Forschung immer weiter voranschreiten!

Für mich persönlich hoffe ich, dass die sogenannte Ablationstechnik am Herzen weiterentwickelt wird. Dabei führen Ärzte Katheter in die Herzkammern und zerstören dort Gewebe. Damit soll verhindert werden, dass Herzrhythmusstörungen überhaupt entstehen.

Viel wird zurzeit über Gentechnik und Stammzellenforschung diskutiert. Eine bedeutende Herausforderung ist die Frage, ob es einmal möglich sein wird, etwa Organe eines Menschen im Labor nachwachsen zu lassen. Niemand weiß das heute. Aber versuchen, versuchen muss man es! Denn eines der größten Probleme

bei Organtransplantationen ist bis heute die Abstoßungsreaktion des Körpers gegenüber dem fremden
Gewebe. Louis Washkanskys tödliche Lungenentzündung damals 1967 nach der ersten Herztransplantation
war die Folge einer solchen Abstoßungsreaktion.

Sollte ich einmal ein neues Herz benötigen, was ich
mir nicht wünsche, wäre das Beste, ich bekäme ein
neues eigenes Herz. Gezüchtet in einer Nährlösung in
einem Labor, aus meinen eigenen Zellen entstanden,
mit meinen eigenen Genen versehen. Sozusagen ein
Original-Ersatzteil, Werksgarantie inklusive.

Erste Erfolge sind zu verzeichnen: Der deutsche Chir-
urg Harald Ott hat gemeinsam mit der US-Amerikane-
rin Doris Taylor an der Universität von Minnesota eine
Methode entwickelt, aus Herzzellen, Kohlehydraten
und Proteinen einen Beutel zu basteln, der im Labor
anfängt zu schlagen – ein, wenn auch noch sehr ein-
faches, biologisch-künstliches Herz.

Hunderttausende Menschen, deren Nieren, Lebern
oder Lungen versagen, warten weltweit heute auf Spen-
derorgane. Viele von ihnen sterben elendig, weil es
nicht genug Spender gibt. Und viele müssen ein Leben
lang mit der Gefahr kämpfen, dass das Spenderorgan
abgestoßen wird. An solchen Abstoßungen des fremden
Gewebes durch den eigenen Körper sterben wiederum
zahlreiche Patienten, trotz aller moderner Immunsup-
pressiva, wie die Medikamente heißen, die das verhindern sollen. (Jeder anständige Mensch besitzt übrigens
einen Organspendeausweis, jeder![3])

Für all diese bedauernswerten Menschen ist es ein

3 Über Organspenden können Sie sich informieren bei der Bun-
deszentrale für gesundheitliche Aufklärung im Internet unter
www.organspende-info.de oder bei der Deutschen Stiftung Organtransplantation unter www.dso.de.

großer Traum, dass in der Zukunft eigene Organe gezüchtet werden könnten. Aber auch Haut für Verbrennungsopfer, Teile des Auges für Sehbehinderte, Sehnen oder gar Nerven für Menschen nach Unfällen – gelänge es, solche Körperteile in Laboren zu erzeugen, Millionen Menschen bliebe viel Leid erspart.

Lieber Leser, Sie behaupten, das wird es nie geben? Täuschen Sie sich nicht. Hätten Sie vor 100 Jahren jemandem erklärt, dass Ärzte einem Menschen den Brustkorb aufsägen, sein Herz aufschneiden, seine fehlerhafte Herzscheidewand flicken und den armen Tropf anschließend wieder zusammennähen, hätte man Sie für verrückt erklärt. Hätten Sie zudem darauf bestanden, dass das Herz des Patienten bei diesem Abenteuer zudem zwischen 20 und 30 Minuten nicht schlägt, Sie wären Gefahr gelaufen, augenblicklich weggesperrt zu werden.

Bei mir hat man genau all das gemacht – und nur deshalb lebe ich noch gut und glücklich!

Ein Hoch auf den medizinischen Fortschritt!

Durchhalten in der Klinik

*Ein Blick in die Welt beweist,
dass Horror nichts anderes ist als Realität.*
ALFRED HITCHCOCK

An einem Frühlingsabend gerät mein Herz jäh aus dem Takt. Mein Puls ist in Aufruhr, jeder zweite, dritte Schlag kommt außerhalb der Reihe. Meine Ruhefrequenz steigt von 50 Schlägen in der Minute rasant auf über 90 und fällt wieder, mein Blutdruck wechselt im Viertelstundentakt von normal auf viel zu hoch und dann zu niedrig.

Als mir zweimal schwarz vor den Augen wird und ich fürchte, ohnmächtig zu werden, rufe ich den Notarzt. Ich bin allein zu Hause und bei meinem operierten, immer wieder von schweren Rhythmusstörungen geplagten Herzen gibt es in solchen Fällen nur eines: 112 wählen! Meine Ärzte haben es mir immer wieder eingebläut.

Ich habe Angst, umzufallen und liegen zu bleiben, ohne dass es jemand merkt. Ich habe wahnsinnige Panik, dass mein Herz einfach stehenbleibt. Ich fühle mich in Lebensgefahr!

Die Notärztin und ihr Team kommen schnell und agieren so kompetent wie freundlich, in wenigen Minuten landete ich in der Notaufnahme einer Hamburger Großklinik. Ich werde in eine fensterlose Kabine hinter einen Vorhang gebracht. Nur Sekunden später erscheint ein zuvorkommender Pfleger, schreibt ein EKG, legt einen venösen Eingang in meinem rechten Arm und nimmt Blut ab. Nicht einmal fünf Minuten danach werde ich samt Bett in ein Krankenzimmer mit sogenannter Monitorüberwachung geschoben.

In solch einem Raum ist jeder Patient über drei Kabel, die auf seiner Brust verklebt sind, permanent mit einem kleinen Computer und einem Monitor verbunden. Um den rechten Oberarm ist ein automatisch arbeitendes Blutdruckmessgerät geschlungen. Der Bildschirm zeigt in orangefarbenen Zeichen das aktuelle EKG, die Pulsfrequenz, den Blutdruck und andere wichtige Informationen an. Sämtliche Daten werden in das zentrale Überwachungszimmer der Ärzte und Pfleger übertragen. Geraten irgendwelche Werte in einen kritischen Bereich, löst das Gerät augenblicklich einen schrillpiepsenden Alarm aus.

Ich bin wieder gefangen in einer Klinik, eingesperrt in einem Krankenzimmer, gefesselt an ein Bett. Ich habe nur noch begrenzte Entscheidungsgewalt über mich, Privatsphäre besitze ich nicht mehr. Eine Nacht im Krankenhaus kann ziemlich lästig sein und an den Nerven zerren – mehrere Wochen oder gar Monate können ein schrecklicher Kampf von Tag zu Tag werden.

Wer im Krankenhaus liegt, der ist ausgeliefert: wechselnden Ärzten, Schwestern und Pflegern, der Wirkung von Medikamenten und Eingriffen, den Mitpatienten, insgesamt seiner Krankheit und ihrem Verlauf. Er kann sich kaum oder nur wenig bewegen, er muss essen, was ihm vorgesetzt wird, oft schmerzhafte Untersuchungen und Behandlungen erdulden.

Mit mir liegen in dieser Nacht zwei weitere Patienten in dem kleinen Raum der Notaufnahme. Die Entfernung zwischen den Betten beträgt nur zwei Armlängen. Dem Mann direkt neben mir geht es, das erkennt auch ein Laie wie ich, richtig dreckig. Es besteht Verdacht auf Herzinfarkt, vor allem aber – er kriegt kaum Luft. Wenn der rundliche Herr zwischen 60 und 70 Jahren versucht einzuatmen, dann röchelt, hechelt, pfeift, hustet er nicht nur, nein, er keucht, er stöhnt, er bellt geradezu. Seine Lungen scheinen bei jedem Atemzug zu bersten.

Bei dem anderen Kranken, ich vermute ein Tourist, stehen ein älterer Mann und eine junge Frau am Bett-ende und reden italienisch aufeinander ein. Im Zimmer lässt sich kein Fenster öffnen, dafür steht die Tür zum Flur immer wieder sperrangelweit auf, von draußen dringen lautes Stimmengewirr und allerlei Lärm her-ein.

Die nächsten eineinhalb Stunden passiert gar nichts. Dann kommt eine Ärztin. Sie hört mich ab, höflich, aber wortkarg, fragt mich zu meinen Symptomen und der Krankheitsgeschichte meines Herzens. Ohne eine Dia-gnose zu stellen, geht sie wieder. »Gut ist Ihr Herz-schlag nun wirklich nicht«, lässt sie verlauten. Auf meine hinter ihr hergerufenen Fragen »Was passiert mit mir? Sie melden sich wieder?«, antwortet sie mit einem kurzen »Ja«.

Der nach Luft ringende Kerl neben mir wird an eine blubbernde Sauerstoffmaschine angeschlossen und er-hält zusätzlich ein Inhaliergerät. Immer wieder in den nächsten Stunden huschen Pflegekräfte herein und ver-abreichen ihm Medikamente. Trotzdem quält er sich – dröhnend. Noch nie habe ich jemanden so verzweifelt um jeden Atemzug kämpfen gehört. Mehrmals in der Nacht befürchte ich, dass mein Bettnachbar erstickt.

Ich sehe keinen Arzt mehr. Niemand sagt mir, was mit meinem Freund, dem Herz, wohl los und was mit mir geplant ist. Ich rufe einen Krankenpfleger und bitte darum, vom EKG abgehängt zu werden, damit ich auf die Toilette kann. Der hagere Mitarbeiter um die 50 bringt mir stattdessen eine Flasche zum Wasserlassen. Er habe zu wenig Zeit, um mich loszumachen, auf der Station sei viel los, außerdem müsse er dafür einen Arzt fragen, und das sei jetzt schwierig, erklärt er mir in einem kaum zu verstehenden Stakkato.

Ich liege hellwach im Bett. Mittlerweile ist es weit nach Mitternacht. Mein geliebtes Herz schlägt nach wie vor alarmierend unregelmäßig. In Schüben steigt Angst in mir hoch: Werden die Mediziner meinen lebenswichtigen Pumpmuskel auch dieses Mal wieder in Ordnung bringen? Wird er überhaupt jemals normal arbeiten? Was steht mir noch alles bevor?

Ich versuche, mich zur Ruhe zu zwingen, und zähle die Längsstriche der Musterung an der Zimmerdecke. Schlafen? Keine Chance! Der italienische Tourist schnarcht jetzt schwer – hat er ein Schlafmittel bekommen? Der Mann mit der Atemnot veranstaltet, unterstützt von seinen Apparaturen, ein grausam rasselndes Getöse. Ich lasse mir Ohrstöpsel bringen – sie sind nutzlos.

Gegen drei Uhr bitte ich einen Pfleger um eine Schlaftablette, erhalte jedoch die erstaunliche Auskunft, dass es dafür jetzt zu spät sei. Meine Anmerkung, dass ich noch keine einzige Sekunde geschlafen habe, wird mit einem Schulterzucken quittiert. Mein Wunsch, einen Arzt zu sehen, als gerade jetzt unerfüllbar bezeichnet. Alle seien im Einsatz, morgen früh bei der Visite käme die Stationsärztin, und, »keine Sorge«, zu meinem eigenen Schutz stünde ich ja unter EKG-Dauerkontrolle.

Ich entwickle ein kleines Spiel: Ich versuche exakt alle zehn Minuten auf die Uhr zu schauen, so genau wie möglich zehn Minuten abzuschätzen. Gar nicht so einfach. Trotzdem will die Zeit nicht vergehen. Ich erkläre die Nacht zu einer besonders langen Joggingstrecke und sage mir: »Jede Sekunde ist ein Sieg!« Nach stundenlangem Wachliegen nervt das Bett: Die Decke ist zu warm, das Kopfteil zu hoch, das Kissen knotig. Ich uriniere wieder in die Bettflasche.

Irgendwann stellt eine Schwester mein automatisches Blutdruckmessgerät so ein, dass es mich nicht mehr alle 15 Minuten irre macht, sondern nur noch einmal in der Stunde anspringt. Klasse! Ein paar Minuten nach fünf Uhr habe ich bei meinem »Fühle-zehn-

Minuten«-Spiel noch auf die Uhr geschaut, dann erst wieder gegen sechs. Hey, ich muss geschlafen haben! Eine Krankenschwester zapft mir Blut ab.

Gegen halb acht wird das bemitleidenswerte Röchel-Monster neben mir aus dem Zimmer gerollt. Das Frühstück kommt. Ich kann die Ruhe im Zimmer kaum fassen, wunderbar.

Um halb zehn Uhr ist endlich Visite: Zwei Ärztinnen, auch die vom Abend zuvor ist dabei, können mir leider nicht sagen, was genau meine Pumpe stört. Aber es sei nicht damit zu spaßen, wie mein Herz schlage, betonen sie. Deshalb müsse ich stationär in die Kardiologische Abteilung aufgenommen werden, »um alles Weitere abzuklären«.

Fabelhaft, der mit dieser Nacht so wundervoll begonnene Krankenhausaufenthalt kann weitergehen. In einem Zimmer auf einer Station kann es ein bisschen angenehmer sein – oder auch nicht, wenn ich Pech habe.

Hier ein paar kleine Tipps meinerseits für das Überleben in Kliniken:

Wenn Sie die Chance haben, wählen Sie ein Einzelzimmer. Ungestört zu sein ist von unschätzbarem Wert, umso länger Sie in medizinischen Heilanstalten verweilen. Gehört das nicht zu den Leistungen Ihrer Krankenkasse, schließen Sie eine Zusatzversicherung ab oder bezahlen Sie privat dazu, wenn Sie es sich leisten können. Es lohnt sich, garantiert!

Bereiten Sie sich auf jedes wichtige Arztgespräch vor. Halten Sie Ihre Fragen schriftlich fest, die Mediziner sollen Ihnen alles zu Ihrer Krankheit und deren Behandlung erklären. Im Krankenhaus gilt wie beim niedergelassenen Arzt: Lassen Sie sich nicht mit ein paar Fremd- oder Schlagworten abwimmeln! Wenn die Visite nicht ausreicht, gehen Sie zu den Ärzten hin oder rufen Sie sie an Ihr Bett.

Führen Sie Tagebuch. Notieren Sie jeden Abend, was die Ärzte gemacht und mit Ihnen besprochen haben, welche Medikamente Ihnen gegeben werden. Schreiben Sie auch ein paar Zeilen zu Ihrem Seelenzustand. Sie müssen den Überblick behalten.

Soweit Sie sich bewegen können, tun Sie es. Wenn es Ihre Krankheit zulässt, durchkämmen Sie das ganze Gebäude. Schon einmal in der Klinikküche gewesen? Spazieren Sie durch den Krankenhauspark oder über den Parkplatz. Wenn Sie so weit nicht mehr kommen, drehen Sie Runden auf dem Flur Ihrer Station. Kommt eine Krankengymnastin zu Ihnen, fragen Sie nach Übungen, die Sie auch alleine im Bett machen können. Bewegung hilft, damit Sie nicht zu schlapp werden oder durchdrehen.

Halten Sie Kontakt zu Menschen nach draußen. Telefonieren Sie, schreiben Sie Briefe, auch wenn Sie das sonst nicht tun, senden Sie E-Mails, so weit es möglich ist. Scheuen Sie sich nicht, Bekannte anzurufen und um einen Besuch zu bitten. Enge Angehörige sollten Sie im Gespräch ausführlich über Ihren Krankheitszustand informieren.

Wenn Sie Wünsche haben, etwa einen neuen Verband, ein anderes Kopfkissen, einen Platz nicht am Fenster, weil es dort zieht, Ohrstöpsel zum besseren Schlafen, seien Sie nicht schüchtern, fragen Sie! Viele Ärzte, Schwestern und Pfleger werden versuchen, Ihnen zu helfen. Kleine Verbesserungen haben oft eine große Wirkung.

Versuchen Sie, Ihren Aufenthalt im Krankenhaus nicht als jammervolle Zeitverschwendung zu sehen, sondern als eine Art Auszeit, eine notwendige und vorübergehende Unterbrechung Ihres Lebens. Wehren Sie sich innerlich nicht gegen die unvermeidlichen Plagen des dortigen Alltags.

Gehen Sie auf Ihre Mitpatienten zu. Geteiltes Leid ist

halbes Leid, manchmal funktioniert es. Und jede Minute Ablenkung tut gut.

Haben Sie stets ein klares Ziel vor Augen: gesund zu werden! Sagen Sie sich immer wieder, dass Sie diesem Ziel alles unterordnen wollen.

Nippes für die Psyche

»3 Bypässe – I did it!«

Tja, ist das nun Kitsch oder versteckte Lebenshilfe? Oder einfach Geldschneiderei? Als ich vor einiger Zeit durch die automatische Schiebetür des Hauses C der Asklepios Klinik St. Georg in Hamburg trete, fällt mir eine kleine Vitrine auf, die dort an zugiger Stelle an die Wand montiert ist.

In dem kleinen Glaskasten wird allerlei Nippes ausgestellt: eine Tasse, ein Kamm, ein Schirm, ein Schlüsselanhänger, ein Handtuch, alles mit dem Emblem der Klinik und ihrem Schriftzug drauf.

Genau, Fanartikel für Patienten und deren Angehörige, Zierrat für alle, die zur Schau stellen wollen, dass sie sich in irgendeiner Weise der Klinik verbunden fühlen. Und sei es nur, weil sie einen schweren Eingriff überlebt haben.

Man mag das lächerlich finden, für Quatsch halten. Aber warum? Menschen schmücken sich mit Schals und Jacken in den Farben ihrer Lieblingssportvereine, sie tragen stolz T-Shirts von Universitäten, an denen sie studiert haben – und sogar von solchen, die sie nicht einmal von außen gesehen haben.

Andere hüllen sich in Kapuzenjacken alternder Rockcombos, auf deren vierter Abschiedstournee gekauft und durchgeschwitzt. Aus quasireligiöser Verehrung darf die Joppe nie gewaschen werden. Eher ältere Trophäenjäger plazieren ach so süße Aufkleber ihrer Urlaubsorte an der Rückseite ihres Autos oder pinnen Plaketten aus Metall an ihren Wanderstock. Manche lassen sich sogar auf immer und ewig Comicfiguren, erklommene Himalaya-Gipfel oder Marken-Logos in die Haut tätowieren.

Der Wunsch, öffentlich zur Schau zu stellen, was man liebt, wo man war oder auch was man getan hat (oder gern getan hätte), ist heute weit verbreitet. Was nützt es auch, ein toller Hecht zu sein, wenn es niemand weiß.

Warum also nicht seine innige Bande, freiwillig oder auch nicht, zu einem Krankenhaus präsentieren?

Aber die Merchandising-Experten der Kliniken könnten meiner Meinung nach wesentlich kreativer sein. Das Labelpotenzial, so würden es Werbeexperten wohl nennen, eines Krankenhauses ist enorm. Warum nicht T-Shirts mit dem Aufdruck »Meine erste Arthroskopie« für Patienten mit Gelenkproblemen oder »3 Bypässe – I did it!« für Herzkranke auf den Markt bringen? Denkbar wären auch Schriftzüge wie »Freunde des Leistenbruchs e.V.« oder »Tschüss Blinddarm!«

Vielleicht würden einzelne Patienten die Knochenschrauben, die ihnen nach einem Skiunfall eingesetzt und Monate später wieder entfernt werden, gern in Gießharz gegossen auf ihren Schreibtisch stellen. Oder ein Röntgenbild von der beim Volleyball ausgekugelten Schulter im Andy-Warhol-Design in den Hausflur hängen.

Sie finden solche Ideen geschmacklos? Nun ja, die Nachfrage bestimmt das Angebot auf diesem Planeten, es käme also auf einen Versuch an. Nebenbei könnten solche Erinnerungsstücke helfen, Krankheiten nicht immer nur ernst zu nehmen. Wer schwer leidet, der muss sich ab und zu auch über seine Qualen erheben, um sie zu ertragen.

Warum nicht stolz sein auf seine Husarenstücke als Patient? Jemand, der sich ein Erinnerungsstück von seiner Hüftoperation aufbewahrt, beweist wahrscheinlich mehr gesunden Menschenverstand als einer, der stolz Fotos und Videos eines Bungee-Sprungs hortet. Denn freiwillig und ohne bleibenden Nutzen eine Gefahr einzugehen, liegt nahe an der Dummheit. Wer hingegen operiert werden muss, hat meist keine Wahl.

Zu Hause in meinem Keller liegt ein Herzkatheter, mit dem Ärzte vor einigen Jahren in mein Innerstes vorgedrungen sind. Ich wollte das Hightech-Gerät, das sich schlangenartig von den Leisten aus durch meine Blutbahnen bis in meine Herzkammern geschoben hatte, unbedingt aus der Nähe betrachten. Ich musste dieses Zauberwerkzeug der modernen Medizin, mit dem die Operateure sich in meinem Herzen fast beliebig bewegen können, mit dem sie Druck und Sauerstoffgehalt messen, Kontrastmittel einspritzen oder per Hitze Gewebe zerstören, selbst in Händen halten.

So habe ich es, mit Erlaubnis, mitgenommen.

Sicher würde ich den Katheter nicht hinter Glas an die Wand hängen. Aber ihn bei mir zu Hause zu haben, ist ein gutes Gefühl. Meine Herzkrankheit ist schließlich ein Teil meines Lebens.

Übrigens besitze ich keine Pullis von Rockgruppen, keine Schals von Fußballvereinen, und mein Auto ist aufkleberfrei.

Exkurs

Das Wunder des menschlichen Körpers

Ich habe, glaube ich, die Zwischenstufe zwischen Tier
und Homo sapiens gefunden. Wir sind es.

KONRAD LORENZ

Der Mensch ist zweifelsfrei ein Wunderwerk der Natur, ein biochemisches Geschöpf von unfassbarer Komplexität. So verschlang die Entwicklungs- und Produktionszeit dieses phänomenalen Wesens denn auch schlappe vier Milliarden Jahre. So lange musste die Evolution feilen, um aus Einzellern im blubbernden Urschlamm den heutigen menschlichen Körper zu formen. Dieser besteht, nur ein einziger, wiederum aus bis zu 100 Billionen Zellen. Achtung: nicht Millionen, nicht Milliarden, sondern Billionen. Wer nachzählen will, sollte am Schluss irgendwie auf eine 1 mit 14 Nullen kommen – 100 000 000 000 000.

Müsste ein Werbeprospekt den ebenso kniffeligen wie kunstvollen Aufbau einer menschlichen Kreatur rühmen, es böten sich jede Menge Daten, um etwa interessierte Wesen aus fernen Galaxien zu beeindrucken[4]:

- In jeder Sekunde werden bei einem Menschen zwischen 10 und 50 Millionen Zellen aufgebaut und abgebaut. In gewisser Weise erneuert sich der Mensch

---

4 Siehe neben anderen Konrad Kunsch, Steffen Kunsch: Der Mensch in Zahlen. Eine Datensammlung mit über 200 000 Einzelwerten. Spektrum Akademischer Verlag, Elsevier; München, 3. Aufl. 2007. Ein ebenso nüchternes wie unterhaltsames Zahlenmeer.

andauernd selbst. Leider reicht es noch nicht zum ewigen Leben.

- Die Gesamtlänge aller menschlichen Nervenfasern entspricht der Strecke von der Erde zum Mond und wieder zurück.
- Es werden etwa zwei Millionen rote Blutkörperchen gebildet – pro Sekunde. Ein Leben lang.
- Der Mensch kann rund 640 Muskeln anspannen. Zum Stirnrunzeln benötigt er 43, zum Lachen reichen 15.
- Ein Erwachsener atmet jeden Tag ungefähr 10 000 Liter Luft ein und wieder aus. Puhhhh.
- In der Netzhaut des Auges sammeln sich knapp 130 Millionen Sehzellen, mit Hilfe derer ein Mensch rund 200 verschiedene Farbtöne unterscheiden kann.
- Mit dem Ziel der Fortpflanzung bilden sich bei einem jungen Mann rund 1000 Samenzellen pro Sekunde. Durchschnittlich flitzen in einem Milliliter Samenflüssigkeit 60 Millionen Spermien umher. Und nur eine kann es schaffen!

Auch über das mich persönlich natürlich besonders faszinierende Organ Herz lässt sich schwärmen:

- Jeden einzelnen Tag pumpt das Herz etwa 7000 Liter Blut durch den Körper.
- Äußerst flexibel kann es seine Schlagzahl je nach Anstrengung bei einem gesunden Erwachsenen zwischen 60 und 180 Schlägen pro Minute variieren.
- Wird jemand 70 Jahre alt, schlägt die Druck- und Saugpumpe in der Körpermitte circa drei Milliarden Mal – ohne eine einzige Pause.

Das Abenteuerlichste an dieser Leistung aber ist: Damit die Maschine Mensch reibungslos läuft und sich in einer stetig verändernden Welt zurechtfindet, arbeiten all diese Zellen, Nerven, Muskeln, Organe permanent zusammen, tauschen in Bruchteilen von Sekunden unzählige Informationen aus, wägen ab und entscheiden.

Stellen Sie sich einen Augenblick während des Frühstücks eines Menschen vor: Die Augen betrachten einen Artikel in der Lokalzeitung, ein Teil des Gehirns verarbeitet die Buchstaben zu einem verständlichen Text. Gleichzeitig sortiert ein anderes Gebiet dieses Gehirns die Aufgaben, die der Mensch an diesem Morgen im Büro erledigen muss. In diesem Moment führen zudem seine rechte Hand und sein rechter Arm einen Becher Kaffee zum Mund, die linke Hand hält die Zeitung schräg. Der Unterkiefer mahlt bereits Stücke eines Brötchens klein, die Speichelproduktion läuft auf Hochtouren. Im Magen werden vor kurzem zugeführte Brötchenteile und ein Joghurt chemisch zerlegt.

Zur selben Zeit, der Mensch bekommt davon kaum etwas mit, schlägt das Herz, tun Lunge, Leber, Nieren ihren Dienst. Im Hintergrund werkeln alle möglichen Drüsen, Botenstoffe werden losgeschickt und empfangen. Das Gehirn speichert neue Eindrücke und löscht alte. Haare und Nägel wachsen. Und das ist nur eine winzige Auswahl der parallel ablaufenden Prozesse im menschlichen Körper.

Die Produktionspalette des Menschen umfasst verschiedenste Ausführungen, dabei sind zwei Grundmodelle zu unterscheiden: Frau und Mann. (Das haben Sie wahrscheinlich auch schon gemerkt.) Diese existieren in allen möglichen Größen und Gewichtsklassen. Der größte Mensch, der je gelebt hat, war Robert Wadlow aus den USA mit gemessenen 272 Zentimetern, der kleinste, der Inder Gul Mohammed, hat nur 57 Zentimeter erzielt.

Auf die Waage bringen ausgewachsene Exemplare des Homo sapiens im Extremfall zwischen 35 und 500 Kilo. (Wie Sie wissen, sind beide Extreme nicht sehr gesund.) Farbe der Haut, der Augen und der Haare unterscheiden sich mannigfaltig, die Kombinationsmöglichkeiten gehen ins Unendliche.

Also, was soll ich sagen, das Lebewesen Mensch ist schon ein ziemlich spektakuläres Ding!

Mit ein paar Einschränkungen allerdings, wie ich finde. Bei der permanenten Weiterentwicklung des Modells und seinen Fähigkeiten haben sich leider Mängel eingeschlichen.

So frage ich mich, warum der Mensch den Blinddarm zwar nicht braucht, an einer Entzündung desselben aber sterben kann. Dass auf die ersten die zweiten Zähne folgen, ist ja eine durchaus innovative Idee der Natur, aber warum Zähne kriegen und verlieren immer mit Schmerzen verbunden sein muss, ich weiß es nicht. Warum außerdem Haare immer da wachsen, wo sie niemand haben will, aber dort ausfallen, wo sie einem fehlen, auch das bleibt mir ein Mirakel.

Ein erheblicher Schwachpunkt: das Immunsystem. Es soll uns vor den hinterhältigen Angriffen feindlich gesinnter Krankheitserreger schützen. Zwar bemüht die Abwehreinheit sich jeden Tag nach Kräften, aber regelmäßig sind ihr die Feinde überlegen. Du, liebes Immunsystem, kleine Erfolge sind ja ganz nett, aber wir müssen unsere Feinde vernichten! Alle! Für immer!

Was mich besonders ärgert: Bei der Produktion des einzelnen Menschen wird immer wieder geschlampt, einfach unaufmerksam gearbeitet. Regelmäßig versagt die Qualitätskontrolle. So besteht zum Beispiel ein Fuß aus 26 Knochen, zahlreichen Muskeln und Sehnen. Es handelt sich um ein äußerst durchdachtes Körperteil, mit dem man ein Leben lang gehen und laufen können sollte. Warum ich persönlich allerdings Senk-, Spreiz-, Knick- und Sonst-was-Füße habe, keine Ahnung. Sie scheinen mir jedenfalls nicht besonders zur Fortbewegung geeignet.

Und fast hätte ich es vergessen – mein Herz! Eine Zumutung, eine Katastrophe, ein Desaster! Echt minderwertiger Standard, unbestreitbar fehlerhafte Ausführung. Ein Loch, wo keines hingehört, und Rhythmusstörungen, die wirklich keiner braucht.

Liebe Natur, mein Herz ist gefährlich, lebensgefährlich! Was soll das? Wo kann ich mich beschweren? Wer ist verantwortlich?

DER MUT

Let's talk about Sex, Baby!

Sex ohne Liebe ist ein hohles Erlebnis –
aber von den hohlen Erlebnissen
ist es eines der schönsten.
WOODY ALLEN

Irgendwann musste es passieren. Als es schließlich dazu kam, war ich dann doch überrascht. In einer Tübinger Kneipe, nach ein paar Bier spät in der Nacht, stellte ein Mitstudent die aus seiner Sicht alles entscheidende Frage zu meiner schweren Herzkrankheit:

»Ähm, tja, wie ist das eigentlich so, dein Herz funktioniert ja nicht richtig, wenn jemand herzkrank ist, und dann, ähm mit den Frauen, also, ich meine, ... ja, wie ist das denn mit dem Sex?« – Gute Frage.

Zuerst einmal: Ich habe keine Chance, meine Krankheit zu verheimlichen. Mitten auf meiner Brust prangt ja eine 22,5 Zentimeter lange Narbe, ein fast gerader Hautstrich, unübersehbares Mal meiner Operation am offenen Herzen.

Und mit ihr falle ich auf – in Schwimmbädern, am Strand, beim Duschen nach dem Sport, immer wenn ich mit blankem Oberkörper auftrete. Manche Menschen starren fasziniert auf die Narbe, andere blicken verschämt zur Seite.

Doch was soll's? Mit gut sichtbaren Narben kann man nur auf zwei Arten umgehen: Entweder einen plastischen Chirurgen aufsuchen und den Makel beseitigen oder zumindest verkleinern lassen – wenn es möglich und einem wichtig ist. Oder zu seiner Verwundung stehen, die Zeichen medizinischer Eingriffe selbstbewusst tragen.

Große Narben sind Ehrenzeichen, sie erzählen von

echten Abenteuern, von Gefahr, Schmerz, Verzweiflung, Hoffnung und oft von Rettung. Wer sie hat, hat meist in einen Abgrund geblickt, den andere nicht kennen und nie kennen werden, der hat etwas Abscheuliches erlebt, kann von einem furchteinflößenden Erlebnis erzählen.

Also, will ich Sex nicht nur im Dunkeln haben und der Menschheit erlauben, mich da und dort auch mal mit nacktem Oberkörper zu sehen, dann muss ich mich offenbaren. Kleine Lügen an der Bettkante – »Das ist nur so eine dumme Pigmentstörung« oder »Da bin ich mal aus Versehen mit dem Bügeleisen hingekommen« – helfen nicht wirklich.

Deshalb gilt: Brust raus! Narben muss jeder mit Selbstbewusstsein tragen, sie können sogar sexy sein. Auf eine Freundin in meiner Studienzeit hatte der sichtbare Rest meiner Herzoperation spürbar erregende Wirkung. Vielleicht verlieh das Wundmal mir irgendwie einen wilden Touch, ich weiß es nicht. Also nur Mut, let's talk about Sex, Baby!

Alle Menschen lieben Sex – auch Schwerkranke. Trotz widriger Umstände muss die Fleischeslust kein Problem sein. Zumindest solange man keines daraus macht. Nicht nur Kranke, auch Fußfetischisten haben ihre Schwierigkeiten.

Selbst als frisch Operierter, noch leidend im Klinikbett, kann man erotische Wirkung auf seine Mitmenschen ausstrahlen. Das ist zumindest meine Erfahrung.

In den ersten Tagen nach meiner Operation an der Universitätsklinik Tübingen, das Loch in meiner Herzscheidewand war geschlossen worden, besuchte mich regelmäßig eine Krankengymnastin. Harmlose Anwendungen sollten meine Genesung fördern: Sie legte mir Eisbeutel auf den Rücken, um eine tiefere Atmung zu unterstützen und einer Lungenentzündung vorzubeugen. Wir warfen einen Luftballon vorsichtig hin und her, damit sich die Mobilität meiner Brust und meines Schultergürtels wieder besserte. Schließlich war mir gerade erst das Brustbein aufgesägt und mit Draht wieder fixiert worden.

Ich war nur wenige Tage in das echte Leben nach Hause zurückgekehrt, da telefonierten wir das erste Mal, meine Krankengymnastin und ich. Ein paar Wochen später besuchte ich sie dann privat. Es war keine große Sache, aber ich erinnere mich gern an ihre roten Haare. (Sie sagen jetzt vielleicht, die Geschichte klingt wie in einem Groschenroman. Mag sein, ab und an liegen Leben und Groschenroman eben nahe beieinander.)

Heute könnten mich meine Herzrhythmusstörungen theoretisch natürlich mitten in den Freuden der körperlichen Lust attackieren, klar. Meine Anfälle sind schließlich schon aufgetreten, während ich ferngesehen, gegessen, gelesen oder fest geschlafen habe. In einem Notfall sollte ich ja dummerweise immer ziemlich schnell in ein Krankenhaus. Zumindest muss ich unterbrechen, was ich gerade tue.

Aber was soll's: Bisher – toi, toi, toi – ist mein Herz noch nie während der Liebe aus dem Ruder gelaufen. Und sollte es mal passieren, dann gibt es eben eine Pause bis zum nächsten Einsatz. Halb so schlimm – Menschen haben sich beim Sex schon Zehen gebrochen, Schultern ausgekugelt, sich Muskelkrämpfe an allen möglichen und unmöglichen Körperteilen zugezogen. Zahllose Männer und Frauen sind dabei gestorben, haben aber immerhin Spaß gehabt bis zum Schluss.

Nicht zu spaßen ist allerdings mit Medikamenten, die ganz nebenbei als Lusttöter wirken können. So steht etwa im Beipackzettel mancher sogenannter Betablocker, diese Mittel werden millionenfach unter anderem gegen zu hohen Blutdruck verabreicht, in der Rubrik

»Nebenwirkungen« ganz unauffällig ein Wort: »Potenzstörungen«.

Wollen beim Mann die Schwellkörper nicht mehr schwellen, dann ab zum Arzt und ein anderes Medikament wählen. Oder die Dosis ändern. Oder über einen Eingriff nachdenken, der das Medikament ersetzt, wenn das möglich ist. Auf jeden Fall hilft keine Scham und keine Duldsamkeit, sondern nur mit einem Mediziner darüber zu reden. Die Freude an der Lust soll ja weitergehen.

Bei manch schweren Krankheiten ist allerdings etwas Vorsicht geboten gegenüber sexuellen Praktiken, die etwa Herz und Kreislauf unverhältnismäßig belasten. Also mit lustvollem Würgen, so mein Tipp, wäre ich je nach Vorerkrankung etwas zurückhaltend – in meinem Fall bin ich es auf jeden Fall. Auch Aktpositionen, die an die Grenze der körperlichen Belastbarkeit gehen, meide ich gern. Ich muss nicht alle 764 Stellungen aus dem Kamasutra ausprobieren.

Ansonsten gilt: Guter Sport hat auch den meisten Kranken noch nicht geschadet.

Sei ein Egoist!

Nur wer als Kranker zuerst an sich denkt,
kann gesund werden.

Ein Arzt verkündet Ihnen nach einer Blutuntersuchung, dass bei Ihnen Verdacht auf eine bedrohliche Schilddrüsenerkrankung besteht. Trotz gesunder Ernährung verschlechtert sich Ihr Diabetes unaufhaltsam. Sie können als Asthmatiker kaum mehr Treppen steigen, weil Sie zunehmend schlechter Luft kriegen. Sie haben bereits mehrere Hormonbehandlungen hinter sich, aber Ihr Kinderwunsch will sich einfach nicht erfüllen. Ihre rheumatischen Schmerzen lassen Sie seit einiger Zeit nicht nur einmal, sondern drei- bis viermal in der Nacht aus dem Schlaf hochschrecken. Ihr Knochenkrebs, den Sie seit zwei Jahren für besiegt hielten, hat sich mit einem neuen Tumor zurückgemeldet.

Befindet sich jemand in einer solchen oder ähnlichen Situation, reicht ein locker dahergesprochenes »wird schon werden« nicht mehr aus, die Nerven im Zaum zu halten. Er muss sich ernsthaft mit einer Krankheit oder Dysfunktion, so sagt der Mediziner auch gern, auseinandersetzen. Er hat sich in der nächsten Zukunft, will er eine Zukunft haben, vor allem um sich selbst zu kümmern. Er wird, ob er will oder nicht, viel in eigener Sache unterwegs sein.

Kranke müssen Egoisten sein – im eigenen Interesse, aber auch in dem von Angehörigen und Freunden. Nur wer als Kranker zuerst an sich denkt, kann gesund werden. Und nur das hilft allen.

Wer ernsthaft erkrankt, der ist gezwungen, regelmäßig seine Medikamente zu nehmen, immer und immer wieder zum Hausarzt, zum Facharzt, womöglich ins Krankenhaus zu rennen. Vielleicht muss er seinen Lebenswandel umstellen, anders oder weniger essen und trinken, sich mehr bewegen oder im Gegenteil mit dem Sport ganz aufhören. Er darf zur Krankengymnastik dackeln, unter Umständen spezielle Verbände und besondere Kleidung tragen, sich unangenehmen Inhalationen hingeben oder andere nervende Hilfen erdulden.

Ein Kranker muss sich zudem über sein Leiden informieren, damit er nicht blind einzelnen Ärzten ausgeliefert ist. Welche modernen Behandlungsmethoden gibt es? Gibt es besonders renommierte Mediziner oder Spezialkliniken, die einem vielleicht dienlich sein können?

Daneben werden viele Kranke logischerweise von Sorgen geplagt: Wie geht es mit ihnen und ihrer Krankheit weiter? Welche Möglichkeiten haben sie, gesund zu werden? Gibt es überhaupt noch Chancen? Was bedeutet das für den Partner, für den Job?

Das alles kostet Zeit, viel Zeit und noch mehr Kraft. Leidet jemand an einer ernsten Erkrankung, ist das so, als habe er einen zweiten Job. Immer muss er zusätzlich an etwas denken, immer kann außerplanmäßig etwas passieren.

Neben den Ansprüchen der Krankheit und den Zwängen des Alltags versucht selbstverständlich auch ein Kranker noch Freiraum für sich zu gewinnen, Zeit, um abzuschalten, zu entspannen, Spaß zu haben. So weit das eben möglich ist. Warum sollen nur gesunde Menschen ein Recht darauf haben, sich schlechte Filme anzuschauen, faul und breitbeinig in der Sonne zu sitzen, stundenlang mit einer Modelleisenbahn zu spielen oder ein, zwei Bier zu viel zu trinken? Wahlweise natürlich ein gutes Buch zu lesen oder sich eine reizvolle Kunstausstellung anzusehen.

Wirtschaftsbosse, die rücksichtslos nur den eigenen

Interessen dienen, nennt die Öffentlichkeit gern erfolgs-orientiert, selbstsüchtige Künstler gelten als engagiert, und Forscher, die ihre Familie vernachlässigen, werden als idealistisch bezeichnet.

Dabei muss gerade ein Kranker hauptsächlich seine eigenen Ziele verfolgen, ist ihm sein Leben lieb. In vielen Fällen ist für ihn nur möglich, wieder gesund zu werden, wenn er entschieden erfolgsorientiert, engagiert und idealistisch agiert.

So entscheide ich bei jeder Einladung zu einer Familienfeier oder Party, bei geplanten Reisen, so weit es geht auch bei Aufträgen im Beruf: Tut mir das gut? Tut das meiner Gesundheit gut? Absagen oder verschieben lässt sich fast alles.

Ob für den Kranken damit auch eine eigene Moral gilt? Darf sich das gequälte Individuum womöglich frei jeder Verantwortung gegenüber sich und anderen sehen? Rechtfertigt Leiden etwa Rücksichtslosigkeit oder gar Brutalität? Nein, natürlich nicht.

Bosheit macht auch keinen Sinn. Denn wer die anderen Menschen nicht liebt, der wird auch nicht geliebt. Und wie ich an anderer Stelle beschreibe: Liebe kann helfen gesund zu werden, enorm sogar.

Sport ist nicht Mord

Squash: eine Sauna, in der man viel rennen muss.
HENRY KISSINGER

Genau 37 Minuten und 14 Sekunden zeigt meine Stoppuhr an. Ich ziehe meine Mütze vom Kopf und öffne die Schnürsenkel meiner Turnschuhe. Ich bin enttäuscht, ernüchtert. Vor einem Jahr schaffte ich noch 60 Minuten, manchmal sogar mehr. Ich streife die Windjacke ab und schüttle die Beine aus.

Aber ich will zufrieden sein, ja ich muss zufrieden sein. Monate habe ich pausiert mit dem Lauftraining – meinem Herz ging es wieder einmal nicht gut genug. Für die lange Unterbrechung ist das Ergebnis akzeptabel, finde ich. Ich ziehe mir das nassgeschwitzte T-Shirt über den Kopf und schlüpfe aus der Sporthose.

Noch vor ein paar Jahren konnte ich nur ein paar hundert Meter joggen und war am Ende – jetzt renne ich ein paar Kilometer. Wenn es mir gutgeht. Ich springe in die Dusche, das heiße Wasser rinnt mir über den Kopf. Alles in allem, finde ich, doch ein grandioses Comeback!

Sportlich aktiv war ich schon früh: Als Kind und Teenager spiele ich im Verein Tischtennis, trainiere Leichtathletik, fahre Ski. Zahllose Nachmittage verbringe ich voll Begeisterung auf dem Bolzplatz. Fußballprofi oder Rockstar, das war unter uns Jungs damals die entscheidende Frage.

Dann, Anfang 20, entdecken die Ärzte das Loch in meiner Herzscheidewand, ich muss mich der Operation am offenen Herzen unterziehen. Ruckartig ist Schluss mit Rennen, Spurten, Springen, Kämpfen. Mich stark körperlich belasten, das könne lebensgefährlich sein, warnen die Kardiologen eindringlich. Mein Herz sei verformt und geschwächt, ein hoher Puls sei imstande meine Herzrhythmusstörungen auszulösen, argumentieren die Mediziner. Die Sicherheit gehe vor, das müsse ich doch verstehen, das sei doch in meinem eigenen Interesse.

Es folgen fast zwei Jahrzehnte ohne Sport, ohne Training, ohne Fitness. Ein dem früheren englischen Premierminister Winston Churchill immer wieder zugeschriebenes Motto bestimmt mein Leben: »No sports.« Ich verliere die Freude an der Bewegung, den Spaß, mich körperlich zu verausgaben. Ich vergesse das wunderbare Gefühl, nach einem kräftezehrenden Spiel erschöpft, aber glücklich auf den Boden zu sinken und sich den Schweiß aus dem Gesicht zu wischen.

Doch dann kommt der 2. Januar 2001, ein großer Tag für mich. Trotz meiner Krankheit, trotz des medizinischen Schlamassels, in dem ich stecke – ich hole meine alten Turnschuhe aus dem Schrank, ziehe zwei verbrauchte Sweatshirts über und mache mich bei Kälte und Dunkelheit an den Start: Ich beginne zu joggen, ich fange nach all den Jahren aufs Neue mit dem Sport an!

Zuerst komme ich nur wenige hundert Meter weit, schon stehe ich keuchend an einem Gartenzaun und muss eine erste Pause einlegen. Mehr als dreimal fünf Minuten schaffe ich nicht – und bin doch selig. Nach Jahren der verordneten Schonung, der erzwungenen Faulheit brennen meine Muskeln und Sehnen vor Anstrengung, sticht meine Lunge, glüht mein Kopf – herrlich!

Von diesem Tag an laufe ich zwei- oder dreimal die Woche, bei jeder Temperatur, bei Sonnenschein wie bei Regen. Nur sehr langsam steigere ich meine Distanz: 5 Minuten, dann 10, später 20. Nach mehreren Monaten kann ich eine halbe Stunde ohne Unterbrechung joggen. Ich kann es kaum glauben, welch phantastisch weite Strecke für mich!

Natürlich habe ich mich mit meinem Kardiologen beraten. »Früher gaben viele Ärzte bei vielen Krankheiten nur aus dem Gefühl heraus den Rat, keinen Sport zu treiben«, sagt der Experte für Herzrhythmusstörungen. Bei vielen Herzleiden könnten Patienten sich aber durchaus körperlich anstrengen, das sei kein Problem. Sport, der dem Zustand des Herzens angepasst werde, sei meist sogar gesundheitsfördernd.

Klar gibt es Einschränkungen: Ich darf nicht bis an die Leistungsgrenze gehen – also keine Olympischen Spiele, kein Ironman auf Hawaii. Sportarten mit kurzfristigen, sehr starken Belastungen für den Kreislauf soll ich meiden – Squash oder auch Handball sind gestrichen. Disziplinen, bei denen starker Druck auf meinen Brustkorb ausgeübt werden könnte, sind ebenfalls disqualifiziert. Macht nichts, ich hatte ohnehin nicht vor, internationaler Meister im Kick-Boxen zu werden oder im American Football neue Maßstäbe zu setzen.

Auch Mannschaftssportarten sind eher problematisch, weil ich dabei das Tempo nicht selbst bestimmen kann. Es kommt bei den Mitspielern eines Fußballteams doch nicht immer so gut an, wenn ich auf halber Strecke frei vor dem gegnerischen Torwart erst einmal eine kleine Verschnaufpause einlege.

Von diesen Verboten abgesehen, ist der Rat des Kardiologen sehr einfach: »Solange Sie sich wohl fühlen und keine Beschwerden haben – laufen Sie!« Und: »Hören Sie auf die Signale Ihres Körpers und richten Sie sich danach!«

Dabei fällt mir das Joggen oft schwer. Durch meine Medikamente, neben anderen Substanzen schlucke ich einen sogenannten Betablocker, kann mein Puls selbst bei großer Anstrengung nicht über rund 90 Schläge pro Minute steigen. Meine Kraft, mein Tempo ist damit gedrosselt. Ab und zu muss ich einen Lauf unterbrechen oder sogar abbrechen, weil mir die Energie ausgeht. Das ist ziemlich frustrierend.

Doch das alles darf mich nicht stoppen. Meine Laufkarriere besteht eben aus unzähligen Comebacks, sage ich mir. Dem österreichischen Skirennfahrer Hermann Maier musste nach einem Motorradunfall 2001 fast ein Bein amputiert werden, zwei Jahre später kehrte Maier auf die Piste zurück und holte noch mehrere Titel. Fußballprofi Ivan Klasnic bekam im Januar und im März 2007 eine Spenderniere eingepflanzt (die erste Transplantation war fehlgeschlagen). Damals spielte er für den SV Werder Bremen in der Ersten Bundesliga. Trotz der Transplantationen geht seine Profi-Karriere weiter. Er kehrt auch zur Überraschung mancher Ärzte in die erste Mannschaft Bremens zurück, wechselt anschließend zum französischen Erstligisten FC Nantes.

Kann der Sport mein Herz heilen? Wohl kaum. Auch seitdem ich jogge, ist meine Pumpe immer wieder aus dem Ruder gelaufen, bin ich mitten in der Nacht auf Intensivstationen gelandet, habe ich die Narkosenadel in den Arm und – eins, zwei, drei – Elektroschocks bekommen. Noch immer muss ich meinen täglichen Medikamentencocktail schlucken.

Doch jeder neue Lauf ist für mich ein Sieg über mein krankes Herz, ist ein Sieg gemeinsam mit meinem kranken Herzen.

Nun kann nicht jeder Kranke joggen, leider. Und viele wollen es auch nicht, in Ordnung. Aber die meisten Patienten könnten auf einem für sie passenden Niveau Sport treiben, ihren Körper in Bewegung halten: Schwimmen, Gymnastik, Wandern, Fahrrad fahren, Schattenboxen, Yoga, Tanzen oder was weiß ich.

Daneben gibt es für viele Kranke und Behinderte spezielle Angebote, etwa Koronarsportgruppen für Herzkranke oder Rollstuhl-Basketball für Querschnittsgelähmte. Es ist immer noch besser, bei einer Sitzgymnastik einen leichten Ball mit einem Partner hin- und herzuwerfen, als gar nichts zu tun.

Wer Depressionen hat, den fordern heute viele Psychologen und Psychiater auf, sich zu bewegen. Laufen hilft gegen dunkle Gedanken, zahlreiche Studien belegen das. Mehr Schweiß, weniger Stimmungsaufheller lautet die Formel. Sport fördert sogar das Wachstum neuer Hirnzellen, das haben Neurologen erst vor wenigen Jahren entdeckt. So stärkt Bewegung nicht nur die Muskeln, sondern auch die Birne und beugt damit etwa Alzheimer und anderer Verwirrung im Alter vor.

Mein Training erfrischt auch meine Seele. Es ist großartig. Ich fühle mich dann nicht mehr als kranker, zum Nichtstun verdammter Sofasack, sondern als Sportler, als ganzer Kerl, als Kämpfer.

Nicht umsonst bat der römische Schriftsteller Juvenal die Götter um einen »gesunden Geist in einem gesunden Körper« – »mens sana in corpore sano.« Übrigens hat der römische Denker nichts davon gesagt, dass in einem gesunden Körper *automatisch* ein gesunder Geist zu finden sei. Diese Interpretation haben die Menschen in den vergangenen knapp 2000 Jahren, vielleicht weil es so gut klingt, einfach hinzugedichtet.

Ein Prosit dem Kamillentee!

Wir danken dir besessen für dieses tolle Fressen!
BART SIMPSON

Ich liebe Kamillentee. Jeden Morgen beim Frühstück trinke ich zwei große Becher davon. Freiwillig. Außerdem schätze ich alkoholfreies Bier. Aber nur alkoholfreies Weizenbier. Oder Weißbier, wie der Bayer sagt. Fast jeden Abend genehmige ich mir eine, bisweilen zwei Flaschen. Kamillentee und alkoholfreies Weißbier – sehr lecker!

Jetzt werden natürlich viele lachen oder das Gesicht verziehen. Was für ein Gesöff trinkt dieses durstige Weichei nur, was für ein Geschmacksirrer, welch ein Genusstrottel. Und dann kommt das Mitleid: Der Kerl ist ja so fies herzkrank, der darf bestimmt nichts anderes trinken, so ein armer Hund. Wer weiß, wie lange sein Herz es noch macht, und dann kann er sich nicht einmal das eine oder andere gute Glas Wein gönnen. Von einem rauchigen Whisky oder einem herben Obstbrand ganz zu schweigen.

Komisch, dass so viele Menschen der Ansicht sind, was gesund ist, könne nicht schmecken. Dabei ist ein kalter Hagebuttentee im Sommer mindestens so köstlich wie manch angesagtes Erfrischungsgetränk. (Nicht vergessen: Immer an den Zucker denken, der in vielen Softdrinks steckt, oder ersatzweise den chemischen Süßstoff, und an die Farbstoffe, und die künstlichen Aromen, und ...)

Zugegeben: Die ersten alkoholfreien Biere, die vor mehreren Jahrzehnten auf den Markt kamen, waren das nackte Grauen! Wonach sie schmeckten, kann ich bis heute nicht sagen, jedenfalls nicht nach köstlichem

Gerstensaft. Vielleicht hatten die Brauer ihnen den Alkohol einfach dadurch entzogen, dass sie die Flaschen mehrere Monate offen stehen ließen.

Heute sind insbesondere bei den Weizenbieren die spritfreien Varianten kaum von denen mit Alkohol zu unterscheiden. Machen Sie selbst den Test, am besten an einem schönen Sommertag in einem Biergarten: Stellen Sie zwei Gläser Weißbier vor sich, beide frisch, schön kühl, mit Schaumkrone, eines ohne, eines mit Alkohol. Probieren Sie beide – Sie werden kaum eine Chance haben, einen Unterschied festzustellen. Und das wird auch nach drei oder vier Bieren nicht leichter.

Eines ist natürlich klar: Wer schwerkrank ist, denkt mehr darüber nach, was er zu sich nimmt, als der körperlich fitte Normalo. Gesund zu essen und zu trinken hilft beim Gesundbleiben, so ist es nun mal.

Oft kommt es zu extremen Reaktionen, wenn jemand erfährt, dass er an einem schweren und gefährlichen Gebrechen leidet. Die kindlich Trotzigen postulieren gern ein fröhliches Weiterso oder ein beherztes Jetzterstrecht. »Die paar Kippen am Tag, die machen es auch nicht aus.« »Drei, vier Gläschen können doch nicht schaden, prost!« Gern wird auch rhetorisch gefragt: »Warum auf etwas verzichten, morgen kann sowieso alles vorbei sein?« Wenn schon ins Grab, dann bitte mit ein paar Gutelaunemachern.

Manche Verzweifelten knallen sich nach einer unerfreulichen Diagnose auch erst einmal richtig zu. »Bitte noch einen Cognac und ein Stück Sahnetorte.« Das hebt aber leider nur sehr kurz die Stimmung und hilft überhaupt nicht. Kann ich aus eigener Anschauung berichten.

Die panisch Sensiblen hingegen vernichten alle im Haus vorhandenen Speisen und Getränke, auf denen nicht mindestens »super-bio« steht, verschlingen tonnenweise Sprossen und hoffen auf eine Spezialdiät, die makro-mineralo-energetisch ihre Krankheit heilt. Alkohol kennen sie nur noch als Desinfektionsmittel, Kaffee und schwarzen Tee halten sie für schwere Drogen, und der Speckrand am Schwarzwälder Rauchfleisch gehört ihrer Meinung nach auf die Liste der biologischen Kampfstoffe.

Dass jemand wie ich, den sein krankes Herz immer wieder zu Ärzten und in Kliniken zwingt, einen bewussten und gesunden Lebenswandel pflegt, dürfte wenig überraschen. Wohl weiß auch jeder, dass schicke illegale Substanzen wie Amphetamine oder Kokain nicht nur das Herz-Kreislauf-System zum Wahnsinn treiben können. Gerade Herzrhythmusstörungen können durch Genussgifte wie Alkohol, Koffein und Nikotin ausgelöst werden.

Ein Klassiker, besonders bei jungen Männern, ist das in der Medizin bekannte »Holiday-Heart-Syndrom« (das heißt tatsächlich so). Was da passiert? Los ab in den Urlaub, abends nichts wie rein in die nächste Disko oder Bar, an der Theke sich dann aus vollen Gläsern richtig einen einschenken. Endlich mal wieder einhundert Prozent feiern, bis es knallt. Genau, denn ruck, zuck geht es direkt in die nächste Klinik mit Vorhofflimmern. Tausendmal erprobt, fragen Sie ruhig mal nach, etwa in Kliniken auf Mallorca in der Nähe des Ballermann. Alkohol in hohen Mengen provoziert auch bei Herzgesunden gern mal hübsche Herzrhythmusstörungen.

In einer dänischen Studie aus dem Jahr 2004 wurde für Männer mit einem Alkoholkonsum von mehr als 20 Gramm pro Tag ein um über 40 Prozent erhöhtes Risiko für Vorhofflimmern nachgewiesen. Kurz gesagt: Saufen kann das Herz zum Rasen bringen.

Einmal hat auch bei mir Alkohol Herzrhythmusstörungen ausgelöst – nach gerade einmal einem (!) Glas Rotwein. Ich konnte es kaum glauben, hatte ich doch an anderen Abenden schon mehr getrunken, vor allem gern das eine oder andere Bier. Vielleicht war es auch nur Pech, aber seit damals bin ich abstinent.

Früher habe ich zudem geraucht, rund zwei Jahrzehnte lang. Nicht mehrere Packungen, aber so um die zehn Zigaretten jeden Tag. Warum? Erstens fühlten sich die Dinger unverzichtbar an. Das ist diese Sache mit der Sucht, Sie haben sicher schon davon gehört. Und zweitens dachte ich, dass der Zug an den Glimmstengeln eben ein klein wenig Widerstand gegen mein Schicksal als Herzkranker darstelle, ein Hauch Unabhängigkeit von meiner Krankheit.

Das war natürlich, Sie haben recht, grässlich dumm. Denn es lässt sich allerbestens ohne Zigaretten leben, und schädliche Symbolhandlungen helfen leider nicht im Geringsten beim Überleben. Außerdem: Ist der eigene Körper in Teilen stark reparaturbedürftig und muss immer wieder in Kliniken überholt werden, sollte man ihn nicht zusätzlich quälen. Schlechte Ernährung, Übergewicht, Alkohol, Nikotin und schicke Drogen machen auf Dauer jeden schlapp, den Kranken leider noch mehr als den Gesunden. Das Leben ist eben ungerecht.

Die Sau rauslassen heißt für mich nicht mehr, sich morgens um halb vier Uhr zwischen lauter zugedröhnten Irren auf einer Tanzfläche wiederzufinden und nur noch »boahhh« sagen zu können. Mein Herz dankt es mir. Es nüchtern krachen zu lassen, hat zudem einen immensen Vorteil: Ich kann mich am nächsten Morgen daran erinnern!

Und diese kleinen launigen Augenblicke, in denen man sich beschwipst fühlt, diese Mischung aus Schwere, Lässigkeit und Euphorie, diese fabelhaften Momente der Leichtigkeit, die kommen auch ohne Promille. Glauben Sie's mir.

Darauf ein Weizenbier, natürlich alkoholfrei. Zum Wohl!

Geheucheltes Mitleid – nein danke!

Eigentlich sollte man einen Menschen
nicht bemitleiden, besser ist es, ihm zu helfen.
MAXIM GORKIJ

Na, wie geht's?« ist eine freundliche Art, einen Menschen zu begrüßen. »Danke, gut, alles bestens« ist die ebenso sympathische Antwort. Ein Schulterklopfen hier, eine Umarmung da.

Klar, bei diesem oder einem ähnlichen Dialog will niemand wirklich wissen, wie es um den anderen bestellt ist. Ob er gesund oder krank ist, ob die Geschäfte bestens oder katastrophal laufen, ob jemand gerade einen Lottogewinn eingestrichen oder schon am 20. des Monats kein Geld mehr auf dem Konto hat. Statt »Wie geht's?« könnte man auch – je nach Region und Milieu – »Hallo«, »Guten Tag«, »Grüß Gott« oder »Ey, Alter« hinausposaunen.

Manchmal fragen mich Freunde oder Kollegen aber auch ganz ernst: »Wie geht's?« Die Silben werden dann langsamer und tiefer gesprochen, der Kopf oft leicht schräg gehalten, die Augen ein Stück mehr geöffnet oder aber zusammengekniffen. Die Menschen wollen sich dann nach meiner Herzkrankheit erkundigen, das aktuelle medizinische Bulletin abrufen. Natürlich in der Hoffnung zu erfahren, dass es mir erstklassig geht, meine Herzrhythmusstörungen und all die damit verbundenen Gefahren für Leib und Leben ratzfatz für immer verschwunden sind. Leider stehen die Chancen dafür denkbar schlecht.

Bei den meisten »Wie geht's?«, die ich zu hören bekomme, liegt der Bedeutungsinhalt, so würden es die Linguisten wohl nennen, irgendwo zwischen saloppem

Gruß und seriöser Frage. Jedenfalls fällt es mir, sobald auch nur ein Hauch Ernsthaftigkeit mitschwingt, gar nicht so leicht zu antworten.

Denn meist ist es für mich diffizil, ehrlich Auskunft zu geben. Mein krankes Herz verpasste mir in den vergangenen Jahren ein stetes gesundheitliches Auf und Ab: Es gibt akzeptable und auch heimtückische Phasen, manchmal wechselt mein Befinden innerhalb einer Woche oder eines Tages – von recht fit zu massiv angeschlagen oder umgekehrt. Mit einem flotten Halbsatz kann ich die Frage nach meinem Wohlbefinden oft nicht ehrlich beantworten.

Dazu kommt, dass vieles, was eine heikle Krankheit so lästig macht, ziemlich kompliziert ist. Bei meinem angeborenen und in der Studienzeit operierten Herzfehler handelte es sich wie gesagt um ein Loch in der Herzscheidewand, ein sogenannter Vorhofseptumdefekt. Schon das kann sich kaum ein Laie vorstellen. Wo genau im Herzen soll denn da ein Loch sein, und welche Folgen kann solch eine Öffnung haben? Fließt Blut da einfach raus aus dem Herzen in den Körper?

Wie sich nun in meinem Fall verschiedene Herzrhythmusstörungen – etwa das rasende Vorhofflimmern, der hüpfende Bigeminus oder die hämmernde atriale Tachykardie – für mich anfühlen, und welche Konsequenzen diese Attacken haben oder unter Umständen haben können, das ist vertrackt und einem Menschen ohne kardiologisches Basiswissen kaum zu vermitteln.

Quälen mich Nebenwirkungen meiner verschiedenen Medikamente, taucht schon das nächste Problem auf. Zeitweise litt ich ja unter einer Schilddrüsenüberfunktion – Über- oder Unterfunktion, wie jetzt? Es war eine Überfunktion. Und jemandem darzulegen, was genau passiert, wenn die Ärzte einen Eingriff namens

Ablation in meinem Herzen durchführen – ein »Du-weißt-schon« gibt es da nicht.[5]

Neben den vielfältigen Wirren meiner Krankheit be-stimmt natürlich immer auch meine Stimmung meinen persönlichen Lagebericht – mal bin ich auskunftsfreu-dig, mal blocke ich ab. Manchen Menschen erzähle ich mehr, anderen weniger. Ob ich die Leute ab und zu auch anlüge? Nein, nie. Wenn ich nichts sagen will, weiche ich schwungvoll aus.

Als ärgerlich empfinde ich gespieltes Interesse an meiner Gesundheit. Wenn ich spüre, dass für mein Ge-genüber schon zwei Sätze eine zu lange Antwort sind, dass er mit seinen Gedanken bereits bei der Frage »Was macht dein Herz?« woanders ist, dann hätte er mich besser gar nicht gefragt. Ich persönlich muss mich nicht mit jedem über meine fehlerhafte Pumpe unterhalten, ich rede auch gern über das Wetter auf den Kanaren, die letzte Folge der Krimiserie CSI New York oder den aktuellen Zustand der SPD im Mittleren Neckarraum.

Am stärksten widert mich jedoch geheucheltes Mit-leid an. Mir ist schon passiert, dass jemand ohne Luft zu holen sagte:»Mensch, ich hab gehört, dir geht es gar nicht gut. Schlimm, echt schlimm. Aber du, ich hab jetzt leider keine Zeit, echt. Ich ruf dich an, morgen oder übermorgen. Alles Gute, ich drück dir die Dau-men. Wird schon.« Vollidiot, verschwinde!

Der Philosoph Friedrich Nietzsche kritisierte Mitleid einst als ein »Bedürfnis der Unglücklichen«, welche mit ihrem Mitleid nur die eigene Überlegenheit gegen-über dem Bemitleideten zum Ausdruck bringen woll-ten. Nietzsche, sein Leben lang von verschiedenen Krankheiten geplagt und in seinen letzten elf Lebens-jahren bis zum Tod mit 55 in geistiger Umnachtung ge-

---

5 Was Ärzte bei einer Ablation im Herzen machen, beschreibe ich auf den Seiten 54 und 70.

fangen, sah im Mitleid ein Gefühl, sich trotz der eigenen Schwäche immer noch stärker als andere zu sehen.[6]

Lieber Friedrich, Mitleid im Zorn über die eigene körperliche Unzulänglichkeit abzulehnen, gerade um aller Welt die eigene Stärke zu beweisen, ich kann den Gedankengang sehr gut verstehen. Du wusstest aber auch, dass im christlichen Sinne Mitleid ein Teil tätiger Nächstenliebe ist. Und die kann gerade für Kranke sehr angenehm sein.

Ich jedenfalls weiß aufrichtige Anteilnahme zu schätzen, vielen Dank an alle. Ein ehrliches »Wie geht's?« streichelt die Seele. Zum Abschied sage ich dann gern »Alles wird gut«. Für mich ist das – dabei glaube ich weder an Geister noch Götter – eine Beschwörungsformel, ein Mantra, ein heiliger Satz. Ich verspreche mir selbst die Zukunft.

Wie es mir heute geht, wollen Sie wissen? Alles wird gut.

6 Friedrich Nietzsche: Menschliches, Allzumenschliches. Ein Buch für freie Geister. Kapitel 50: Mitleid erregen wollen.

Wenn die kleine Depression kommt

Das höchste Glück der Menschen
ist die Befreiung von der Furcht.
WALTHER RATHENAU

Spielt mein krankes Herz mal wieder verrückt, macht es nur, was es will, aber nicht was es soll, dann pulsiert in meinem Kopf oft im Minutentakt die Furcht, in meinem Brustkorb könnten potenziell lebensgefährliche Herzrhythmusstörungen starten – wie in meinem Leben ja wiederholt geschehen. Dann quälen mich Ängste vor Herzattacken, Schlaganfällen, Operationen oder gar einem Herzstillstand. Ich fühle mich meiner verwünschten Krankheit ausgeliefert, allein im Universum, kraftlos, voller Trauer, aber auch angefüllt mit Wut und Hass.

Kein Licht am Ende des Tunnels sehen: Verzweifelt, mutlos, deprimiert zu sein, das ist für körperlich Angeschlagene und Angezählte immer eine Gefahr.

Rein in die Klinik, raus aus der Klinik, rein in die Klinik. Unklare Diagnosen, Behandlungen, die nur vielleicht helfen, Schmerzen.

In mühseligen Zeiten kann die nervliche Anspannung gewaltig auf den Lebensmut drücken.

Das Schlimmste an solch finsteren Phasen: Es bleibt kein Raum mehr für Zuversicht, kein Sinn für Schönheit. Ich kann dann nichts Positives mehr sehen, nicht das Lachen meiner Tochter, nicht die liebenden Augen meiner Frau, nicht die Sonnenstrahlen am Morgen. Es gibt keinen schlimmeren Feind der Lebensfreude als Angst.

Bei Angst und Panik schüttet ein Teil des Gehirns, der sogenannte Mandelkern, jede Menge Stresshormone aus. Klares Denken wird dadurch regelrecht blockiert. Ich kämpfe dann, mich nicht von einem Sog lähmenden Schreckens hinabziehen zu lassen. Jedem, den eine Krankheit in die Schwermut zu treiben droht, kann ich nur raten: Geben Sie sich auf keinen Fall der Passivität hin, nein, wehren Sie sich! Schlagen Sie zurück!

Ich will ein paar persönliche Ratschläge geben, die zumindest mir schon geholfen haben, wenn schwarze Wolken die Seele zu verdunkeln drohten. Oft sind es nur Kleinigkeiten:

Gehen Sie raus, wenn es Ihre Gesundheit zulässt! Machen Sie einen Spaziergang, eine kleine Wanderung, einen Lauf. Ob es kalt oder warm ist, regnet oder die Sonne scheint, ob Sie allein sind oder zu zweit, all das spielt keine Rolle. Wenn Sie nachts nicht schlafen können, stehen Sie auf, ziehen Sie sich an und gehen Sie raus. Spüren Sie Ihre Knochen, erleben Sie Ihr Wohngebiet menschenleer in aller Frühe oder beobachten Sie die Postauslieferer am Nachmittag. Durchstreifen Sie einen Park oder ein Wäldchen in Ihrer Nähe oder die Wiesen am Stadtrand. Körperliche Aktivität tut fast immer gut. Und das Leben ist draußen, nicht im Krankenzimmer!

Leiden Sie schon früh am Morgen an schwerer Weltverachtung – Musik kann helfen! Zum Frühstück sehr wirkungsvoll sind meiner Erfahrung nach Walzer, Klassiker von Johann Strauß wie »Wiener Blut« oder auch der »Kaiserwalzer«. Hören Sie die Stücke laut, so als würden Sie nur wenige Meter vor einem großen Orchester sitzen. Welche Pracht, welche Leichtigkeit!

Der Tag ist vorangeschritten, die Wut auf Ihr Schicksal ist gewachsen – dann brauchen Sie Härteres, eine Dosis Hard Rock könnte das Richtige sein. Simple Riffs, monotoner Rhythmus, ein Refrain zum Mitgrölen – super! Auch hier empfehle ich den Griff zum Altbewährten: AC/DC mit Stücken wie »Thunderstruck«

oder »Highway to Hell«. Ihre Ohren müssen schmerzen! Auch Lärm ist Leben.

Musik kann einen anfeuern und beruhigen im gleichen Augenblick. Welcher Musikstil Ihnen und Ihrer Seele guttut, das müssen Sie selbst entscheiden. Stehen Sie auf Fusion Jazz, Barockkantaten oder Alternativ Country? Es ist Ihre Wahl. Ob Ihnen allerdings Death Metal helfen wird in dunklen Stunden, ich wage es zu bezweifeln.

Am allerbesten ist natürlich, Sie setzen sich gleich selbst ans Klavier oder packen Geige und Gitarre aus – ein kleines Konzert für sich selbst, inklusive begeistertem Applaus natürlich.

Sie schauen sich lieber einen Film an? Leihen Sie sich »Gilbert Grape – Irgendwo in Iowa« auf DVD aus. In der Tragikkomödie aus dem Jahr 1993 spielt Johnny Depp den jungen Erwachsenen Gilbert, dessen Vater Selbstmord verübt hat, dessen Bruder geistig und körperlich behindert und dessen Mutter schwerst übergewichtig ist. Er selbst hat nur einen Aushilfsjob und ein Verhältnis mit einer verheirateten, desillusionierten Enddreißigerin.

Klingt elend? Ist es aber nicht. Denn eine Großmutter mit ihrer hübschen Enkelin strandet auf der Durchreise in dem kleinen Ort mitten im Nirgendwo. Und weil Gilbert nichts zu verlieren hat, kann er auf die Frage seines behinderten Bruders, wo sie beide hingegen können, antworten: »Überallhin. Wir können überallhin gehen.«

Für mich lindert oft auch ein Besuch im Kino den brennenden Weltschmerz – am besten am Nachmittag, gegen 16, 17 oder 18 Uhr. Zu dieser Uhrzeit sitzen viele melancholische Alleinseher in den Vorführsälen, der einsame Sprung in eine verlockende Phantasiewelt kann Kraft geben und, je nach Film, über den Abend oder gar die Nacht retten.

Natürlich vermag auch ein Buch den Grauschleier des Leidens zu lindern. Wer Mut hat, dem empfehle ich »Die Armee der Superhelden« des US-amerikanischen Schriftstellers Stuart O'Nan. In den Kurzgeschichten kämpfen vom Leben gebeugte Verlierer um ihre Existenz, um einen Rest ihrer Würde und manchmal auch um die Liebe. Hier gibt es keine überraschenden Rettungen, keine Happy Ends, meist müssen die Helden des Alltags sich am Ende nur weiter durchschlagen in einer feindseligen Welt. Aber genau in diesem Weitermachen von Desaster zu Desaster liegen ihre Großtaten, ihre Siege. Das eigene bedauernswerte Schicksal relativiert sich bei diesen Erzählungen ein wenig.

Am Gesicht eines Kleinkindes kann es jeder erkennen: Essen und trinken machen glücklich. Auf was haben Sie Lust? Eine frische Ananas, Schokolade mit Ingwer, einen schwäbischen Zwiebelrostbraten oder ein japanisches Algengericht? Machen Sie sich die Freude. Doch aufgepasst: Einfach nur viel von etwas, zwei Hamburger statt einem, eine ganze Packung Erdnüsse auf einmal oder gleich vier Stücke Himbeertorte, das hilft nicht, sondern frustriert zusätzlich. Es muss etwas Neues oder Besonderes sein. Wenn Sie Lust dazu haben, kochen Sie ein Gericht aus Ihrer Kindheit nach. Was Ihr Psychiater zum oralen Rückfall in Mutters Küchenschoß sagt? Vergessen Sie es.

Oder schreiben Sie Postkarten gegen die schwarzen Löcher in Ihrer Seele. Kaufen Sie sich einen Stapel hübscher, ausgefallener oder auch zynischer Karten, kleben Sie schöne Briefmarken darauf, nehmen Sie einen besonderen Stift und verfassen Sie kleine Notizen, flüchtige Randbemerkungen über sich, Ihr Wohnzimmer, Ihre Nachbarn, die Weltlage oder eben Ihre Krankheit.

Überlegen Sie nicht viel, schicken Sie die Karten an Freunde, alte Schulkameraden, Familienmitglieder, an Ihren Arzt oder Steuerberater. Ob die sich freuen oder eher irritiert sind? Wahrscheinlich beides. Das kann Ihnen aber auch egal sein. Postkarten zu versenden ist eine wunderbare Art, mit Menschen in Kontakt zu treten.

Zum Schluss will ich noch den feinen Aphorismus von Francis Picabia, einem französischen Maler und Surrealisten (1879–1953), erwähnen, den ich diesem Buch vorangestellt habe: »Der Kopf ist rund, damit das Denken die Richtung wechseln kann.« Manchmal schützt mich allein dieser Gedanke vor zu viel Gram und Düsterheit.

Sie knurren nun, welch ein Mist, all diese Vorschläge sind himmelschreiend blöd und helfen mir nicht einen Deut gegen meinen Schwermut, mein unsägliches Elend. Das mag aus Ihrer Sicht stimmen, dann müssen Sie sich Ihr eigenes Anti-Depri-Programm zusammenstellen.

Nur: Tun Sie etwas! Auf Dauer ein Misanthrop zu sein – Sie haben nichts davon.

Glauben hilft – oder auch nicht

Falls Gott die Welt geschaffen hat,
war seine Hauptsorge sicher nicht,
sie so zu machen,
dass wir sie verstehen können.

ALBERT EINSTEIN

Der Glaube kann Berge versetzen, heißt ein Sprichwort in Anlehnung an eine Stelle aus den Briefen des Apostel Paulus' an die Korinther in der Bibel. Viele Gläubige, die krank sind, fühlen sich denn auch mehr in Gottes Händen als in denen ihrer Ärzte.

So macht die Geschichte manch wundersamer Heilung nicht nur im Internet die Runde. Ob in katholischen Wallfahrtsorten wie Santiago de Compostela in Spanien oder Lourdes in Frankreich, bei Missionsgottesdiensten Evangelikaler oder in Tempeln vieler Sekten: Immer wieder berichten Menschen mit entrücktem Blick, wie sich angeblich Querschnittsgelähmte aus ihren Rollstühlen erhoben, Krebsgeschwüre in Minuten verschwanden und psychisch Schwerkranke wie auf Zuruf zu lebenslustigen Zeitgenossen mutierten. Allein durch die kolossale Kraft des Glaubens.

Es stimmt: Bei Krankheiten zählt, um gesund zu werden, oft nicht allein die medizinische Kunst der Herren und Damen Doktoren. Nein, auch die richtige Einstellung des Patienten kann helfen, ein körperliches Leiden zu überwinden, eine positive innere Überzeugung unterstützt die Heilung. Diese Erkenntnis ist heute selbst in der Schulmedizin nicht mehr umstritten.

So segensreich ein bejahender Glaube, vor allem auch an die eigenen Kräfte, wirken kann, so nutzlos hingegen ist Aberglaube. Die Flucht ins Irrationale kann sogar gefährlich sein, im schlimmsten Fall lebensgefährlich.

Studien belegen, dass gläubige Menschen, etwa regelmäßige Kirchgänger, länger leben als andere. Ob dies allerdings daran liegt, dass der Herr im Himmel auf seine ihm folgsamen Schäfchen besonders gut aufpasst, oder diese aufgrund religiöser Regularien einfach zu einem gesünderen und damit lebensverlängernden Lebensstil neigen, das weiß niemand so genau. Ich will es auch dem Urteil eines jeden Einzelnen überlassen, ob er etwa die christlichen Kirchen als Orte der Inspiration und Offenbarung ansieht oder Religionen samt und sonders für irrationale Gedankengebilde hält.

Krankheiten kommen oft aus dem Nichts, für den Kranken ergeben sie meist keinen Sinn, sie quälen einen ohne erkennbaren Nutzen. Körperliche Leiden wirken auf Patienten häufig monströs, dämonisch, teuflisch. Wem der Glaube an einen Gott oder einen die Welt im Inneren zusammenhaltenden Sinn dann Kraft gibt, sein Leiden leichter zu schultern, der wäre dumm, diese Chance nicht zu ergreifen. Glaube kann Energie freisetzen, etwa einen Patienten bestärken, seinen Lebensstil radikal zu ändern, mit eigenem Handeln seine Genesung voranzutreiben. Glaube kann duldsam gegenüber den Prüfungen des menschlichen Daseins machen.

Doch für die Heilung fast aller Krankheiten empfiehlt es sich, auf jeden Fall auch auf Ärzte, Medikamente, eben auf die moderne Medizin zu setzen – glauben Sie es mir!

Noch vor zwei, drei Jahrhunderten konnte man locker an einem vereiterten Backenzahn, einer Blinddarmentzündung oder einer Bronchitis sterben, einfach so, an einem Dienstagmorgen oder Donnerstagnachmittag. Familien bekamen nicht nur zahlreiche Kinder, weil niemand eine Ahnung von Empfängnisverhütung hatte, sondern auch weil viele Babys sehr früh starben. Der Natur den Lauf der Dinge zu überlassen, kann äußerst brutal sein. Heute gibt es – Gott sei Dank, könnte ich jetzt sagen – Antibiotika, Impfungen und andere sensationell nützliche, medizinische Errungenschaften.

Um aber die furchtbaren Zufälle unserer Existenz, das oft Unfassbare, ertragbar zu machen, versuchen auch noch zu Beginn des 21. Jahrhunderts scheinbar vernünftige Menschen Erklärungen im Irrationalen zu finden. Sogar gebildete Mitglieder unserer menschlichen Gemeinschaft sind überzeugt, dass Sternbilder unser tägliches Schicksal beeinflussen, Energieströme aus der Erdmitte unseren Geist lenken oder frühere Leben unser heutiges Dasein steuern.

Hallo! Aus Verzweiflung darf nicht Irrsinn werden! Im 17. und 18. Jahrhundert gab es in der westlichen Gesellschaft ein Zeitalter, das sich Aufklärung nannte. Seit damals sollte eigentlich die Vernunft das Denken leiten, Wissen und Erkenntnis im Vordergrund stehen, nicht Übersinnliches oder Mystisches. Doch Aberglaube besaß schon immer mehr Sexappeal als Logik, unter anderem weil man für Unsinn weniger denken muss, damit aber besser herumspielen kann.

Die Dummheit wird allerdings zum Wahn, wenn Medikamente nur nach Mondphasen geschluckt werden (was der Mann im Mond dazu wohl sagt?), wenn Krebsgeschwüre per Telepathie verschwinden sollen oder überlebensnotwendige Operationen verweigert werden, weil irgendeine höhere Instanz den Eingriff angeblich verbietet. Leider bekomme ich persönlich nie mit, wie diese Wesen aus anderen Welten ihre Ansichten mitteilen. So ein Pech auch.

Machte es die Menschen gesünder, wenn alle Krankenhäuser der Welt nach Feng-Shui-Grundsätzen gebaut wären, Sie können sicher sein, es gäbe keine anderen Kliniken mehr. Ließen sich durch Handauflegen und ätherischen Gesang Krebsgeschwüre wegzaubern, niemand würde mehr auch nur ein Semester Medizin studieren. Würde kosmisch aufgeladenes Wasser gegen Haarausfall, Rheuma und Aids wirken, bräuchte es keine pharmazeutische Forschung mehr.

Blöd nur, dass sich all diese angeblich so unendlich hilfreichen und gewichtigen Ansätze nie beweisen lassen, mit keiner wissenschaftlichen Methode, nirgends auf der Welt. Schon ärgerlich. Und wenn all dieses Wunderzeug so immens erfolgreich ist, warum sind dann eigentlich nicht alle Menschen gesund?

Damit Sie mich richtig verstehen: Bei einer Herzkrankheit etwa vermögen autogenes Training, fernöstliche Qigong-Übungen oder auch Meditation sehr nützlich sein. Es kann dem Patienten helfen, sich und sein Herz zu entspannen, Kräfte zu sammeln, neue Energie zu finden. Und damit kann er einen gewichtigen Schritt in Richtung Gesundsein tun.

Aber bei meinem angeborenen Herzfehler, einem Loch in der Herzscheidewand, da gibt es nur eine Chance: Kardiologen und Chirurgen ranlassen. Meinen Brustkorb aufsägen, mich an die Herz-Lungen-Maschine anschließen und das Loch zunähen. Drei Ave-Maria, Waschungen mit lauwarmem Lavendelöl oder Mumpitz wie magnetische Steine unter dem Kopfkissen helfen da nicht mehr. Ohne die Spezialisten der Schulmedizin würde ich heute nicht mehr leben. So einfach und beängstigend ist es, glauben Sie es mir!

Exkurs

Unsere Feinde, die Krankheiten

Wir wollten in Bremen kein Gegentor kassieren.
Das hat auch bis zum Gegentor ganz gut geklappt.
THOMAS HÄSSLER

Sie sind viele, sie sind gemein, sie sind absolut rücksichtslos. Sie kennen nur ein Ziel: Sie wollen uns schaden, sie wollen auf unsere Kosten leben, sie sind bereit, uns im Extremfall zu töten.

Es gibt Abertausende Krankheitserreger, die jeden Tag uns Menschen attackieren. Aus der Sicht dieser kleinen Monster ist jeder Mensch nicht mehr als ein neuer Planet, den es zielstrebig zu erobern gilt. Ist das Gastland genug ausgebeutet, ziehen die kleinen Fieslinge einfach weiter.

Zur wahrlich menschenverachtenden Brut der Erreger zählen Bakterien, Viren, Protozoen (Einzeller), Parasiten (Insekten und Würmer). Und was haben die so drauf? Wie schlagen die zu? Was sind deren Spezialitäten?

Meine Damen und Herren, wenn ich Ihnen vorstellen darf, hier einige exquisite Exemplare dieser Schurken:

Unter den Bakterien gibt es regelrechte Stars, die es sogar in der menschlichen Öffentlichkeit zu gewisser Berühmtheit gebracht haben, etwa die Streptokokken. Sie sind zuständig für Angina, Scharlach oder rotleuchtende Infektionen im gesamten Hals-Nasen-Ohren-Bereich. Die Staphylokokken dagegen verursachen gern Abszesse, Durchfall oder auch mal eine Blutvergiftung. Pneumokokken wiederum haben sich auf Lungen-, Mittelohr- und Hirnhautentzündung spezialisiert.

Und Salmonellen rechnen Typhus und Ruhr zu ihren ureigenen Aufgabengebieten.

Daneben lauern unsere Freunde, die Viren, auf uns. Die haben effiziente Sondereinheiten für Grippe, Gelbsucht, Masern, Pocken, Röteln oder Aids gebildet.

Die feinen Protozoen sind häufig Auslöser von allerlei Tropenkrankheiten, etwa der Plage der Malaria.

Unter den Parasiten zählen die Kratzmilbe und die Kopfläuse noch zu den lustigeren Spezies. Menschen können aber auch von ihren Verwandten, dem Rinder- oder Schweinebandwurm, befallen werden. Der Rinderbandwurm kann dabei bis zu zehn Meter lang werden. Weitere Ausführungen spare ich mir an dieser Stelle.

Aus Sicht all dieser Krankheitserreger ist die menschliche Gesundheit eine völlig zu vernachlässigende Größe.

Natürlich erfreuen uns auch zahllose Krankheiten, die durch andere Mechanismen verursacht werden: durch äußere Einflüsse, etwa Gifte, durch innere Vorgänge, zum Beispiel hormonelle Störungen. Oder durch Fehlbildungen, wie bei meinem Herz. Besonders witzig: Von vielen Krankheiten wissen wir Menschen noch gar nichts, obwohl es sie gibt. Wie das geht? Der Mensch wird krank, und keiner weiß warum.

Nun werden Sie fragen: Muss ich mich mit diesem fiesen Zeug überhaupt befassen? Hilft nicht am besten Augen zu und durch?

Dummheit hat noch nie geschützt, leider. Ich finde, man sollte seine Gegner kennen. Außerdem, und jetzt die gute Nachricht, damit Sie weiterlesen, besteht kein Grund zur Panik.

Die meisten Angriffe von außen pariert unser Körper mit seinem Immunsystem. Abwehrzellen spüren die Erreger auf und vernichten sie, so dass es den Bösewichten nicht gelingt, sich in ausreichendem Maß zu vermehren, um uns ernsthaft zu schaden. Von dieser ununterbrochen laufenden Abwehrschlacht spüren wir meist nichts. An einzelnen Tagen fühlen wir uns vielleicht ein wenig schlapp.

Deshalb pflegen Sie Ihr Immunsystem. Schon ein Naturjoghurt, also der ohne Zucker, freut die Darmflora, und geht es ihr gut, freut sich das Immunsystem. Aber das nur am Rande.

Charmanterweise gibt es zu Beginn des 21. Jahrhunderts ja auch eine Medizin, die in vielen Fällen helfen kann. Denken Sie daran, in den vergangenen 10 000 Jahren Menschheitsgeschichte war das nicht die Regel. So kann sich der Mensch heute etwa durch Impfungen gegen viele Krankheiten schützen. Wer diese Möglichkeiten nicht nutzt, ist nicht nur ein Esel, sondern auch verantwortungslos.

Eltern, die ihre Kinder absichtlich nicht gegen Masern impfen lassen, sondern sie stattdessen auf sogenannte Masernpartys schicken, wo erkrankte Kinder zur Ansteckung herumgereicht werden, sind gemeingefährlich. Und sie können keine Statistiken lesen. Die belegen nämlich das geringe Risiko von Nebenwirkungen bei einer Masernimpfung ebenso wie die großen Gefahren bei einer Erkrankung. Ganz nebenbei: Grundsätzlich kann sich eine Epidemie umso besser ausbreiten, je weniger Menschen gegen eine Krankheit geschützt sind. Logisch, oder?

Wer tatsächlich krank ist, dem stehen heute erprobte Wirkstoffe zur Verfügung, um eine Krankheit oder wenigstens die von ihr verursachten Symptome zu bekämpfen. Das Antibiotikum Penicillin oder die Acetylsalicylsäure, kurz ASS, die meisten kennen es unter dem Produktnamen Aspirin, zählen zu den Klassikern.

Ärzte können fast jedes Körperteil aufschneiden, etwas herausoperieren oder auch reinbauen. Sie haben eine Kugel im Rücken von der letzten Schießerei? Das

Stück Metall wird herausgefischt. Ihre Knie wollen nicht mehr so wie Sie? Ihnen werden neue Kniegelenke eingesetzt. Zumindest wenn die Umstände günstig sind und Ihre Krankenkasse zahlungswillig ist.

Das Angenehmste daran ist, dass die Männer und Frauen in Weiß in ihren Praxen und Kliniken über Schmerz- und Narkosemittel verfügen. Welche Gnade! Früher haben Sie bei einer Stichverletzung ein Stück Holz zwischen die Zähne geschoben bekommen, und wenn Sie zusätzlich Dusel hatten, wurde Ihnen noch eine halbe Flasche schlechter Fusel eingeflößt. Dann hieß es: Zubeißen oder schreien.

Doch so viel Heilvolles die High-Tech-Medizin auch leisten kann, übersehen Sie nicht die Grenzen: Wir können Herz und Lungen in einer Operation transplantieren, aber gegen einen ordentlichen Schnupfen sind wir machtlos. Nach wie vor gilt: Eine Erkältung dauert ohne Medikamente sieben Tage, mit Tabletten und Nasenspray eine Woche. Wahlweise auch fünf oder zehn Tage.

Sie können selbst viel tun, um gesund zu bleiben. Klar, weiß ich, werden Sie jetzt sagen, sich gesund ernähren, Sport treiben, sich abhärten. Stimmt. Aber auch heutzutage ist, glauben Sie es, Hygiene die wohl wichtigste Präventivmaßnahme gegen Krankheiten. Hände kleben eben nicht nur weniger, wenn sie regelmäßig mit Seife gewaschen werden, sie sind dann auch kein Biotop für Erreger.

Im Mittelalter lauerte eine der häufigsten Todesursachen im Mund: faule Zähne. Die führten gerne zu Herzmuskelentzündungen, Blutvergiftungen und dann direkt ins Grab. Zahnbürste und Zahncreme sind tolle Erfindungen, Körperpflege insgesamt ist eine dufte Sache.

Vergessen Sie auch nicht: Nicht jede Krankheit, die existiert, hat es zwingend auf Sie abgesehen. Die meisten Erkrankungen schaffen es nicht einmal bis in Ihre Nähe. Dagegen sind viele Dinge, die wir täglich tun, ziemlich gefährlich: Saufen und Autofahren zum Beispiel. Zusammen sowieso. Aber auch einzeln: Eine Fahrt mit dem PKW, sagen wir von Hannover nach Mailand, beinhaltet ein gehöriges Risikopotenzial für Leib und Leben. Jeden Tag drei große Bier oder eine Flasche Wein ebenso.

Schlussendlich ist es Glückssache, von Krankheiten verschont zu bleiben. Aber Sie wissen ja, das Glück und der Tüchtige, die hängen meist irgendwie zusammen rum.

DAS KRANKSEIN

Eine Chance für die Liebe

Liebe ist eine tolle Krankheit –
da müssen immer gleich zwei ins Bett.
Robert Lembke

Unseren ersten Kuss gaben meine Frau und ich uns an einem lauen Samstagnachmittag am Elbstrand in Hamburg in der Nähe des Museumshafens Övelgönne. Es war im Frühsommer, kurz vor meinem 40. Geburtstag. Alles war himmlisch. Da war ich schon, ja genau, vier Jahrzehnte herzkrank.

Viel Zeit zu überlegen, ob meine Herzkrankheit meine neue Liebe torpedieren könnte, hatte ich nicht. Denn schnell ergab sich ein Moment, in dem meine neue Angebetete die lange Narbe auf meiner Brust sah. Noch in unserer ersten gemeinsamen Nacht habe ich sie kurz aufgeklärt. Schon beim ersten gemeinsamen Frühstück blickte sie auf die Tabletten, die ich jeden Morgen schluckte. Bald wusste sie, dass ich immer Arztpapiere für den Notfall bei mir trage.

Was kann für eine Liebe alles tödlich sein? Beruflich ständig auf Achse sein? Jeden Tag bis Mitternacht in der Kneipe am Tresen stehen? Oder lieber schon kurz nach den 20-Uhr-Nachrichten zu Hause vor dem Fernseher wegdämmern? Nette 50 Kilo zunehmen? Kaum mehr mit seinem Partner reden – »wie heißt du noch mal?« Den anderen regelmäßig betrügen? Modrigen Mundgeruch oder stinkende Socken bieten? Der Phantasie sind keine Grenzen gesetzt, sich ultimative Liebes-Knockouts auszudenken.

Grundsätzlich eine große Gefahr für die Liebe sind ernste Krankheiten. Denn jede Erkrankung hat einen hohen Preis: Sie kostet Zeit, Nerven, Kraft, oft sogar Geld.

Und das nicht nur vom Patienten, dummerweise auch noch von seinem Partner, wenn er oder sie einen hat. Die meisten Erkrankungen lassen sich nicht einfach abstellen, nur weil man mal darüber redet oder beim Arzt vorbeischaut. Viele körperliche Leiden sind eine Dauerbelastung für eine Liebesbeziehung, oft über Jahre hinweg. Krankheiten sind der härteste Liebestest!

Doch bevor jetzt Tränen fließen: Ich selbst bin ein leuchtendes Beispiel, dass die Liebe trotz schwerer Krankheit lebt. Oder nüchterner gesagt: Nur weil jemand krank ist, muss er nicht zwangsläufig allein sein – trotz aller Schwierigkeiten.

Meine Herzkrankheit meiner späteren Frau gegenüber zu verschweigen, es wäre nicht einen Tag möglich gewesen. In unserer Anfangszeit waren meine Herzrhythmusstörungen für meine damalige Freundin noch vor allem eine abstrakte Bedrohung, aber bald kamen die ersten Anfälle, fix wurde mein krankes Herz auch ein Teil ihres Lebens. Ob sie es wollte oder nicht.

Wir waren gerade mal ein halbes Jahr zusammen, da musste ich in zehn Tagen dreimal rasch in die Notaufnahme einer Hamburger Großklinik: Alarm, Herzrhythmusstörungen! Jedes Mal konnte mein Herz nur unter Narkose mit Hilfe von Elektroschocks zurück in einen regelmäßigen Puls gezwungen werden. Es folgten jede Menge Arztbesuche, Tests und Untersuchungen.

Wir haben uns immer wieder über meine Krankheit unterhalten – blieben dabei aber vor allem nüchternmedizinisch. Wir haben schlimme Szenarien nicht ausgespart, uns aber nicht in Schreckensphantasien ergangen.

Die Unschuld war jedenfalls verloren. Meine Freundin wusste früh um die Tragweite meiner Krankheit: dass sie aus heiterem Himmel hervorbricht, dass nur die Notfallmedizin mit ihren Apparaten und Techniken hilft. Nachts am Krankenbett seines Freundes auszuharren, der mit einer unregelmäßigen Herzfrequenz von knapp unter und über 200 Schlägen pro Minute auf eine sogenannte Elektrokardioversion auf der Intensivstation wartet – das ist kein Vergnügen, das ist Stress, da kommt rasch Verzweiflung auf.

Schnell musste meine Freundin auch erkennen, dass ein Ende meines Leidens nicht in Sicht war. Ob wir in Hamburg bei Nachbarn zum Essen eingeladen waren und jäh in eine Klinik hasteten oder auf einer Rundreise durch die USA das nächste große Krankenhaus ansteuern mussten, meine Krankheit griff und greift massiv in unser gemeinsames Leben ein.

Durch eine kuriose Fügung betraf das Thema Herzkrankheit uns beide in ganz besonderer Weise. Schon während unseres ersten schwärmerischen Nachmittags an der Elbe war ich plötzlich wie elektrisiert: Die Sonne schien, es war warm, meine spätere Frau trug ein ausgeschnittenes T-Shirt – und was sah ich, als ich auf ihr Dekolleté blickte? Eine Narbe, quer- und längsverlaufend, zahlreiche Stiche – eine Narbe, die mir sofort sagte: Auch sie war am Herzen operiert! Unglaublich, ungeheuerlich!

Auf meine Nachfrage erzählte sie mir sogleich, dass sie mit einer verengten Herzklappe auf die Welt gekommen war, einer sogenannten Pulmonalklappenstenose. Bereits im Alter von vier Jahren war sie operiert worden. Die Herzklappe wurde gesprengt, wie die Mediziner sagen. Der Eingriff, Ende der sechziger Jahre keine leichte Übung, klappte gut. Meine Frau ist heute vollständig gesund, nur einmal im Jahr meldet sie sich zu einem Routinecheck im Hamburger Universitätskrankenhaus.

So gab es zwischen meiner Frau und mir, zwischen unseren beiden Herzen vom ersten Kennenlernen an eine ganz spezielle Verbindung.

Ungeachtet all der rücksichtslosen und immer wiederkehrenden Attacken meines Herzens auf unser gemeinsames Glück, in der Zwischenzeit sind wir beide verheiratet und haben sogar eine kleine, hinreißende Tochter. Ich habe trotz meiner schweren Herzkrankheit eine wunderbare Frau gefunden, die nicht nur das Dasein mit mir teilt, sondern auch meine Krankheit mit mir trägt.

Dabei will ich nichts beschönigen, ich weiß es: Meine Frau hat manche Stunde geweint, aus Kummer und Hoffnungslosigkeit, wenn es mir wieder einmal richtig dreckig ging. Es kostet sie ungeheure Kraft, in manchen Momenten muss sie bis an ihre Grenzen gehen, um den Weg mit mir durchzustehen. Es sind nicht nur die grausamen Stunden neben meinem Krankenbett, die Stunden, die meine Frau warten muss, um zu erfahren, ob ich eine Operation gut überstanden habe, die Stunden, die sie allein mit unserer Tochter zu Hause absitzt, während ich in der Klinik liege. Sie muss auch die Tage ertragen, an denen meine Krankheit mich gefangen hält, an denen ich mies gelaunt bin, von Angst und Bitterkeit gelähmt. Aber unser gemeinsamer Wahnsinn zeigt, dass eine schwere Krankheit eine große Liebe nicht verhindern kann.

Für all das liebe ich meine Frau nicht nur zutiefst, ich bewundere sie.

Sie sind allerdings krank und finden gar keinen Partner? Dann denken Sie zuerst darüber nach, ob Sie anderen Menschen gegenüber offen und witzig genug sind, ob Sie so sexy wie möglich wirken, ob Ihre Klamotten auch anderen Lebewesen außer Ihnen gefallen könnten, und über ähnliche Dinge. Ihre Krankheit muss nicht zwingend der Grund sein, warum Sie allein sind. Verhalten Sie sich, so weit es geht, in der Liebe wie ein gesunder Mensch. Sich hinter einer Krankheit zu verstecken, bringt nichts. Gerade als kranker Mensch haben Sie nicht das Geringste zu verlieren.

Wer als Kranker oder Gesunder in einer festen Beziehung lebt, der muss sich immer bewusst sein, wie schnell sich das Schicksal wenden kann. Von einem Tag auf den anderen wird der bis dahin stets gesunde Partner krank, verliert seinen Job, erleidet einen Unfall oder muss mit einem anderen Unheil zurechtkommen. Flink können sich die Gewichte zwischen Krankem und Gesundem verschieben oder gar umkehren. Daran sollten auch die heute Fidelen immer denken.

Natürlich weiß ich, dass es abscheuliche Krankheiten gibt, die ein gewöhnliches Leben und eine normale Liebesbeziehung nicht mehr zulassen. Das ist grausam, das ist bitter.

Deshalb kann nur eines sinnvoll sein: Glauben Sie an die Liebe, so lange wie möglich!

Tolle Sache, das Kranksein

Ein gewisses Maß an Selbstüberschätzung
ist Teil unserer seelischen Gesundheit.
DR. MED. ECKART VON HIRSCHHAUSEN

Nun führe ich schon mein ganzes Leben lang einen ziemlich lästigen Kampf mit meinem widerspenstigen Herzen. Trotz verschiedener Operationen und Eingriffe macht die zentrale Versorgungseinrichtung meines Körpers bis heute einfach nicht, was sie soll: gleichmäßig und ruhig schlagen. Stattdessen pocht meine Pumpe auf ihren eigenen Willen und neigt spontan zu purem Chaos, zu äußerst ärgerlichen Herzrhythmusstörungen.

Ob das nun unser aller Chef ganz oben am Firmament, ein Fitzelchen meiner Gene oder irgendeine geheime Strahlung aus dem All veranlasst hat, ich weiß es nicht. Manchmal neigt die Schöpfung ja zu erstaunlichem Durcheinander.

Wer jeden Tag mit einer Krankheit ringt, der hat ab und zu einfach die Schnauze voll, dem reicht's, dem stinkt's, den kotzt der ganze Kram an! Der hat keine Lust mehr, keine Nerven, dem hängen die ganzen Scherereien, die Qualen und der Kummer ganz gehörig zum Hals heraus. Manchmal verfluche ich mein Herz und wünsche das ganze Universum in Schutt und Asche – mindestens!

Da ich mein zügelloses Herz jedoch selbst nicht heilen kann und mir auch das In-Schutt-und-Asche-Legen nicht gelingen will, muss ich meiner Krankheit auch etwas Gutes abgewinnen. Das erleichtert es ab und zu, das dämliche Schicksal zu ertragen. Wer einen Feind nicht besiegen kann, der muss ihn zu seinem Freund machen, lehrt ein Sprichwort nicht umsonst. Manchmal rede ich mir meine Krankheit einfach schön, bisweilen macht dieser Trick das Leiden ein Stück erträglicher.

Was sind also die grandiosen Pluspunkte in einem mühsamen Kampf mit einer Krankheit? Was bleibt unter dem Strich Positives übrig vom Leiden? Hey, was ist toll an meinem kranken Herzen?

Ich war gerade einmal 21 Jahre alt, als ich an der Universitätsklinik Tübingen am offenen Herzen operiert wurde und mich mit dem Tod auseinandersetzen musste. Der Eingriff war zwar kein russisches Roulette, aber die Gefahr bestand durchaus, dass ich von der irdischen Bühne abtrete. Meine Mediziner nannten das in den Gesprächen vor dem großen Tag immer so nett »die Mortalitätsrate«.

Was bleibt von mir, wenn ich nicht mehr aus der Narkose aufwache? Darüber habe ich damals nachgedacht. Existiert da etwas nach dem Tod? Wie folgenreich ist mein Sterben für meine Eltern, für meine Freunde? Hätte ich manches anders machen sollen bis dahin in meinem Leben? Wenn ja, was? Solche und ähnliche Fragen sind mir manche Stunde und manche Nacht durch den Kopf gegangen.

Aus heutiger Sicht würde ich natürlich liebend gern auf die Erfahrung einer Herzoperation verzichten – auf das Nachdenken über den Tod hingegen auf keinen Fall. Die Krankheit hat mich immer wieder aufs Neue angeregt, über den Tag hinaus zu denken, mich mit philosophischen oder religiösen Ideen zu beschäftigen, meine Existenz gedanklich auf dieser Welt und darüber hinaus zu verorten. Auf dieser Suche habe ich in der Bibel gelesen, mich mit Werken von Camus, Adorno, Fromm und anderen Großdenkern beschäftigt.

In keiner dieser Gedankenwelten konnte ich bisher für mich finale Antworten auf die Fragen nach dem

Sinn des menschlichen Daseins finden – was ich auch gar nicht erwartet habe. Gestärkt aber wurde meine Überzeugung, dass nur ich selbst meinem Leben eine Größe verleihen kann, und zwar nur durch das, was ich im Rahmen meiner begrenzten Möglichkeiten leiste. Ich fühle mich einem aufgeklärten Humanismus verbunden.

Nett finde ich das kleine Gebet »Gott, gib mir die Gelassenheit, Dinge hinzunehmen, die ich nicht ändern kann, den Mut, Dinge zu ändern, die ich ändern kann, und die Weisheit, das eine vom anderen zu unterscheiden«, geschrieben von dem deutsch-amerikanischen Theologen Reinhold Niebuhr in den vierziger Jahren.

Auch um zu lernen, mit schweren Enttäuschungen und herben Rückschlägen klarzukommen, war meine Krankheit ein wahrlich exzellentes Training. Schon viermal in meinem Leben haben Ärzte eine sogenannte Ablation an meinem geschätzten Herzen durchgeführt. Dabei wird mit Hilfe von Kathetern, die über die Leisten und den Hals ins Herz geführt werden, Gewebe innerhalb der Herzkammern verödet.

Das Ziel ist, die elektrischen Impulse, die mein Herzjagen auslösen, dauerhaft, am besten für immer zu unterbinden. Bisher hat es nach jedem Eingriff geheißen: Es tut uns leid, es hat nicht wie geplant geklappt. Oder: Wir wissen nicht, ob es geklappt hat. Viermal war die Hoffnung da, gesund zu werden, bis heute blieb sie viermal unerfüllt.

Ich musste lernen, solche Niederlagen wegzustecken, ohne den Kopf zu lange hängenzulassen, medizinische Misserfolge zu erdulden, ohne mich von Hoffnungslosigkeit niederdrücken zu lassen. Scheitert ein wichtiger klinischer Versuch, starten wir eben einen neuen, horrido! Einen starken Willen zu entwickeln, entschlossen und entschieden zu sein, hart gegenüber sich selbst, mein krankes Herz hat mich das gelehrt. Diszipliniert zu handeln, sich so weit wie möglich im Griff zu haben.

Meine Krankheit hat mir aber ebenso geholfen, mit Menschen zu fühlen, die krank, einsam oder aus anderen Gründen verzweifelt sind. Empathie für die Geschundenen und die Verlorenen zu spüren – wer selbst schon in trostlosen Lagen war, dem fällt das leichter. »Der ist ja selbst schuld an seiner Misere.« So ein Urteil über einen Menschen fällt niemand leichtfertig, der selbst von mancher Heimsuchung geprüft wurde.

Insbesondere hat mir mein krankes Herz aber Realismus diktiert. Weder verklären noch dramatisieren hilft, wenn es ums Überleben geht. Nur wer einen nüchternen und klaren Blick auf sich selbst und die Welt besitzt, kann sich in schwierigen Lagen richtig entscheiden.

Sich nicht von destruktiven, lähmenden Gedanken dominieren zu lassen, auch wenn einem starker Gegenwind ins Gesicht bläst, das sollte jeder üben. Wohl auch durch manch hässliches Erlebnis mit meiner Krankheit und manch quälende Erinnerung kann ich mich sehr an Kleinigkeiten freuen: Mit meiner Frau und unserer kleinen Tochter in Hamburg auf einer Fähre die stürmische Elbe überqueren, mit Freunden in meiner Heimatstadt Kirchheim unter Teck am Rande der Schwäbischen Alb in einen lauen Abend hinein grillen – welche Momente großen Glücks!

Ob ich nun das Gefühl habe, jede einzelne Sekunde meines Lebens bewusster als andere Menschen zu erleben? Nein, natürlich nicht. Ein beliebiger Dienstagmorgen ist für mich eben auch nur ein Dienstagmorgen. Aufstehen, duschen, rasieren, feststellen, dass zu wenig Milch im Kühlschrank ist, der kleinen Tochter beim Anziehen helfen, was die nicht will, sie anschließend zur Tagesmutter bringen und dann ab ins Büro hasten.

Auch für einen Kranken ist das Leben oft nur profan.

Und wenn es im Norden Deutschlands fünf Tage am Stück nur nieselt bei knapp über null Grad, dann sorgt das auch bei mir für schlechte Laune und ich denke natürlich nicht: Hey, super, was für tolles Sauwetter!

Doch diese angeblich positiven Auswirkungen meiner Herzkrankheit auf mein Leben – rede ich mir mein Gebrechen nicht einfach nur schön? Suche ich das Gute im Schrecken, nur weil ich sonst mein Leiden nicht ertrage? Belüge ich mich nicht auf ganzer Linie?

Keine Ahnung, vielleicht täuscht mich mein Gehirn absichtlich, um mich zu schützen. Womöglich ist es ein außerordentlich geschickter Selbstbetrug. Das Positive im Schlechten zu entdecken, das tut zumindest ab und zu gut. Mein Herz lässt mir keine andere Wahl.

Deine Krankheit,
dein Risiko,
dein Pech

Erst hat man kein Glück,
und dann kommt noch das Pech dazu.

Das Erfreuliche zuerst: Wenn Sie in Deutschland bei einem akuten und schweren Leiden mit dem Notarztwagen in einer Klinik landen, ist es egal ob Sie Kassen- oder Privatpatient sind – Sie werden gleich gut verarztet. Das ist zumindest meine Erfahrung.

In den vergangenen zehn Jahren musste ich rund 30 Mal rasant in ein Krankenhaus, weil ich aggressive Herzrhythmusstörungen hatte. Oft mitten in der Nacht, oft am Wochenende. Läuft meine Pumpe aus dem Ruder, ist damit nicht zu spaßen: Es besteht immerhin die Gefahr, dass sich im Herz Blutgerinnsel bilden und es zu einem Schlaganfall kommt. Sehr selten kann ein Kammerflimmern ausgelöst werden, das fast immer tödlich endet.

Was ich dann brauche, ist eine Elektrokardioversion. Dabei werden mir Elektroschocks direkt durch den Brustkorb und das Herz gejagt. Der Pumpmuskel wird mit dieser rabiaten Praktik im Grunde völlig neu gestartet. Durch den Stromstoß werden alle Zellen des Herzens gleichzeitig entladen. Dann kann der natürliche Herzschrittmacher im rechten Vorhof, der sogenannte Sinusknoten, wieder einen einheitlichen Takt vorgeben.

Meist erkennen die Ärzte in den Notaufnahmen das Chaos in meinem Herz schnell. Oft geht es auf die Intensivstation, wo ich »geschockt« werde. Bisher hatte ich anschließend immer wieder einen normalen Herzschlag, einen sogenannten Sinus-Rhythmus. Glück gehabt.

Während all dieser brisanten Klinikabenteuer hatte ich immer den Eindruck, dass in Notfällen in deutschen Krankenhäusern nur ein Kriterium über die Reihenfolge der Patienten entscheidet: das Risiko für Leib und Leben. Umso schlechter es jemandem geht, desto schneller kommt er an die Reihe. Oder anders gesagt: Bei großer Gefahr sind die Mediziner besonders fix. So gehört es sich, so fordert es der hippokratische Eid.

Jetzt folgt die schlechte Nachricht: Sobald es sich nicht um einen brenzligen Notfall handelt, sondern um eine Standardkrankheit, sagen wir, irgendetwas zwischen Asthma, Bandscheibenvorfall und Nierenbeckenentzündung, dann sind Krankenkassenpatienten wohl in der Tat nur zweite Wahl.

Als Mitglied einer gesetzlichen Kasse müssen Sie bei den meisten niedergelassenen Ärzten länger auf einen Termin warten, länger im Wartezimmer sitzen, und dann hat der liebe Arzt weniger Zeit für Sie. Das belegen nicht nur verschiedene Studien, das habe ich bei Arztbesuchen unzählige Male am eigenen Leib erfahren.

In Krankenhäusern drohen den gesetzlich-versicherten Kranken im Vergleich zu den Privatpatienten andere Nachteile: Es liegen mehr Patienten in einem Zimmer, es arbeiten womöglich weniger Schwestern und Pfleger auf der Station, es gibt schlechteres Essen, und den Chefarzt sieht man meist nur aus der Ferne. Ein Tipp: Sollten Sie als Kassenpatient einmal im Krankenhaus liegen, werfen Sie auf keinen Fall einen Blick auf die im Flur gegenüberliegende Privatstation. Es könnte sein, dass Sie zusätzlich wegen einer Depression behandelt werden müssen.

Privatversicherte sind die Deluxe-Patienten für die Mediziner: Sie bringen mehr Euro in die Kasse, deshalb werden sie besser behandelt. Das ist nicht überraschend, sondern nur logisch. Seien Sie Privatpatient und gehörig krank – die Ärzte werden Sie lieben! Unter Umständen werden Sie aber auch unnötig untersucht und sinnlos kuriert, denn es lohnt sich, sich Ihrer anzunehmen beziehungsweise Sie auszunehmen. Sie sind, bildlich gesprochen, eine kranke Weihnachtsgans.

Chronisch Kranke trifft die Aufteilung in eine Unter- und Oberschicht der Patienten in besonderer Weise, denn sie haben noch mit ganz anderen Hemmnissen zu kämpfen: Ich als Herzkranker möchte mich privat krankenversichern. Keine Chance! Keine Kasse nimmt mich. Ich würde gern eine Krankenhaustagegeldversicherung abschließen. Keine Aussicht, da hagelt es Absagen. Noch schlimmer: Ich will eine Lebensversicherung unterzeichnen, um meine Familie für meinen Todesfall abzusichern. Keine Möglichkeit, keine Versicherung der Welt gewährt mir ihren Schutz – oder sie fordert eine absurd hohe Prämie.

Natürlich macht mich das manchmal wütend. Aber die Kollateralschäden einer schweren Krankheit sind eben vielfältig. So bleibt mir nichts anderes übrig, als ganz einfach zu sparen und so zu versuchen, meine Angehörigen für den Ernstfall abzusichern. Ich muss mich als Schwabe eben auf eine meiner angeblichen Kernkompetenzen stützen.

All die wohlfeilen Ratschläge von Politikern, Verbandsvertretern und Wirtschaftsführern, heutzutage möge freundlicherweise jeder selbst Vorsorge für sein Leben treffen, in einer modernen Gesellschaft müsse das Individuum seine Risiken netterweise eigenverantwortlich absichern – in den Ohren vieler Kranker klingen die Sprüche wie Hohn. Denn auch wer dazu willens ist, abgesehen von gesetzlichen Versicherungen nimmt sich einfach keine Assekuranz seiner an.

Wer ernsthaft krank ist, muss draußen bleiben. Deine

Krankheit, dein Risiko, dein Pech – so schrecklich einfach ist die Geschichte oft.

Deshalb kann ich allen Lesern, natürlich auch den Privatpatienten, an dieser Stelle nur aus ganzem Herzen wünschen: Bleiben Sie gesund!

Der Fluch der Alltagsseuchen

Du hast die Wahl. Du kannst dir Sorgen machen, bis
du davon tot umfällst. Oder du kannst es vorziehen,
das bisschen Ungewissheit zu genießen.

NORMAN MAILER

Sprich mit mir, los!« Den Ruf meiner Frau höre ich
noch. Dann verliere ich das Bewusstsein.

Als ich wieder zu mir komme, liege ich auf dem
Holzfußboden in unserem Gästezimmer. Meine Frau,
die meinen Kopf hält, wiederholt immer wieder: »Der
Notarzt kommt gleich, der Notarzt kommt gleich!«

Am Nachmittag habe ich mich nur etwas unwohl gefühlt. Doch dann überfällt mich ein Magen-Darm-Virus
mit einer für mich bis dahin unbekannten Wucht: Im
Minutenrhythmus muss ich auf die Toilette rennen,
mein Darm entleert sich sturzbachgleich, ich bekomme
hohes Fieber, massive Bauch- und Gliederschmerzen
quälen mich.

Innerhalb von nur wenigen Stunden ist mein Körper
so geschwächt und angegriffen, dass ich einen Kreis-
laufkollaps erleide, ohnmächtig werde. Mit Blaulicht
geht es mitten in der Nacht in das nächste Krankenhaus.

Die folgenden Stunden sind eine Tortur: Weiter öff-
net mein Darm alle Viertelstunde seine Pforten. Über
den rechten Handrücken versorgt mich eine Infusion
mit Flüssigkeit, durch drei Kabel bin ich von meiner
Brust aus mit einem EKG-Monitor verbunden, ein automatisches Blutdruckmessgerät ist um meinen linken
Oberarm geschlungen – der mühsame Schritt auf den
Toilettenstuhl direkt neben meinem Bett gerät jedes
Mal zu einem Drama.

Die Ärzte ziehen einen gefährlichen Erreger wie einen Norovirus in Erwägung, ich werde allein in ein Isolierzimmer verbannt. Schwestern, Pfleger und Doktoren sehe ich ausschließlich verborgen hinter Mundschutz und Schutzkleidung, mit Schutzhauben und Schutzhandschuhen. Ich selbst trage nur ein dünnes grünliches Nachthemd, das der Klinik gehört. Mich friert trotz des Fiebers erbärmlich. Am frühen Morgen sinke ich aus purer Erschöpfung in einen kurzen, unruhigen Schlaf.

Das Chaos einer so massiven Magen-Darm-Erkrankung allein kann schon an den Nerven zerren. Bei mir kommt aber noch eine gewaltige Angst hinzu: Kann der Virus mit seinen Folgen mein Herz durcheinanderbringen und meine Herzrhythmusstörungen auslösen? Könnten meine Herzrhythmusstörungen überhaupt bekämpft werden, solange ich diese furchtbaren Magen-Darm-Schwierigkeiten habe?

Alltagskrankheiten wie Durchfall und Erbrechen sind für die meisten Menschen ärgerlich – mehr aber meist nicht. Für Schwerkranke wie mich können sie jedoch eine ernste Bedrohung bedeuten. Durch den großen Flüssigkeitsverlust bei Dünnpfiff wird der Elektrolythaushalt des Körpers massiv gestört. Fehlen jedoch wichtige Salze wie Kalium, Natrium, Kalzium oder auch Magnesium, gerät ein Herz gern aus dem Takt. Der gesamte Chemie-Mix des Menschen wird durcheinandergewirbelt, das Herz-Kreislauf-System stark gefordert – eine fast optimale Situation für exquisite Herzrhythmusstörungen, für gefährliches Rasen, Stottern und Zucken der Herzmuskeln.

Menschen mit einem schweren körperlichen Defekt kämpfen meist nicht allein mit ihrer Hauptkrankheit. Oft müssen sie sich noch mit unterschiedlichen Folgen ihres Leidens herumschlagen: lästige Nebenwirkungen von Medikamenten, ein angegriffenes Immunsystem,

Schlafstörungen, psychische Belastungen und manches mehr gibt es sozusagen gratis, als Bonus zur großen Krankheit hinzu.

Nach drei Tagen darf ich das Krankenhaus wieder verlassen, wacklig auf den Beinen. Die Infusionen haben den Körper stabilisiert, die Durchfälle sind weniger geworden. Der Verdacht auf Noroviren hat sich nicht bestätigt, der Stationsarzt erklärt mir jedoch nüchtern, dass es »etwa 200 sehr aggressive Magen-Darm-Viren« gebe und eines dieser kleinen Monster »hallo« zu mir gesagt habe. Außer den Patienten zu stabilisieren, könne man gegen diese Quertreiber nichts unternehmen.

Mein größtes Glück in den vergangenen 72 Stunden: Mein Herz hat – von den bei mir üblichen Extraschlägen abgesehen – regelmäßig seinen Dienst versehen, es zeigte sich unbeeindruckt von der viralen Großoffensive in meinem Darm.

Vergnüge ich mich mit einer mustergültigen Bronchitis, lauern ähnliche Gefahren auf mich. Wenn mich ein bellender Husten plagt, ich beim Atmen röchle und pfeife, die Nase dicht ist, die Stirnhöhle pocht, ich bei Fieber gleichzeitig schwitze und friere und mich ziehende Gelenk- und Gliederschmerzen erfreuen, dann mache ich mir Sorgen – wiederum vor allem um mein Herz.

Erhöhte Körpertemperatur bedeutet für jeden Menschen eine zusätzliche Belastung von Herz und Kreislauf. In meinem Fall treten bei fiebrigen Infekten gehäuft meine Herzrhythmusstörungen auf. Wiederholt schon landete ich mit Temperatur in Kliniken, weil mein pumpender Lebensmotor beleidigt war und nach Elektroschocks verlangte, um wieder regelmäßig zu arbeiten. Oh, wie ich Fieber hasse!

Das bedeutet natürlich auch: Steigt das Fieber, wächst die Angst. Abends im Bett hindern mich dann nicht nur – schnief, schnief – die Grippesymptome am Schlafen, sondern auch die Furcht um das Herz hält mich wach. Geht die Reise wieder in irgendeine Notaufnahme?

Hinzu kommt eine weitere Sorge: Da ich am Herzen operiert bin, finden sich innerhalb meines Herzens Narben. Narbengewebe ist meist uneben, rauh, furchig, nicht so schön glatt wie die unversehrte Herzwand. Deshalb lagern sich bevorzugt an diesen Narben nette kleine Viren und Bakterien ab – und können so schicke Krankheiten verursachen. Herzmuskelentzündungen etwa treten bei am Herzen operierten Menschen deutlich häufiger auf als bei Herrn und Frau Immergesund. Und Auslöser solcher Entzündungen sind gern grippale Infekte.

So musste ich während meiner Bronchitis meinen täglichen Chemie-Cocktail schnell erweitern: Zu meinen Herz-Medikamenten kamen ein Antibiotikum, ein Fiebersenker, ein Hustenmittel. Herzoperierten werden besonders schnell Antibiotika verschrieben, was auch richtig ist, um eben Entzündungen im Herzen vorzubeugen. Der Nachteil: Man schluckt fast schon gewohnheitsmäßig die Bakterientöter – und fürchtet natürlich, dass die feinen Wundermittel dadurch irgendwann ihre Schlagkraft bei einem verlieren.

Besonders dumm: Bei vielen chronisch Kranken verursacht die Behandlung ihrer Dauerkrankheit, dass sie besonders anfällig für die Zipperlein des Alltags sind. Durch manch unverzichtbares Medikament wird das Immunsystem permanent geschwächt. Darüber freuen sich natürlich, ja genau, die fiesen Erkältungserreger.

So versuche ich mich von niesenden und hustenden Mitmenschen fernzuhalten, ich meide in der Erkältungszeit so gut es geht Busse und Bahnen, versuche mein Immunsystem mit Vitaminen und Mineralien auf Zack zu halten. Ob das hilft? Keine Ahnung, aber es beruhigt die Nerven.

Warum müssen sich Schwerkranke überhaupt mit all den kleinen Gebrechen herumschlagen? Wer wie ich permanent Ärger mit seinem Herzen hat, verzichtet gern auf Husten, Schnupfen, Heiserkeit. Ein Rheumakranker legt wahrscheinlich keinen gesteigerten Wert auf, sagen wir, Migräne, ein Arm- oder Beinamputierter braucht sicher keine Schuppenflechte.

Aber der Wunsch, das Schicksal möge Krankheiten miteinander verrechnen, bleibt eben ein Kindertraum. Deshalb setze auch ich bei Erkältung und Grippe auf den Hausarzt und die altbekannten Mittel: Kamillen- und Salbeitee trinken, inhalieren, Nase spülen – und sich in stiller Geduld üben.

Dabei hoffe ich, dass mein Herz nichts mitbekommt von diesem oder jenem Angriff der flinken linken Viren und Bazillen. Oder sich einfach desinteressiert zeigt.

Trotz allem: Kinder bringen Glück

Und jedem Anfang wohnt ein Zauber inne,
der uns beschützt und der uns hilft, zu leben.
HERMANN HESSE

Wissen Sie, was einer der größten Glücksfälle im Leben ist? Sie sind schwer krank und bekommen ein gesundes Kind. Welch beinah unfassbare Freude, welch phantastisches Abenteuer!

Meine Frau und ich haben eine kleine Tochter, sie ist drei Jahre alt. Was soll ich sagen? Der kleine Sonnenschein hat seit seiner Geburt unseren Alltag gänzlich umgekrempelt, uns unbeschreiblich froh gemacht, sie hat unserem Dasein eine ganz neue Tiefe geschenkt. Die kleine Maus ist sensationell, geradezu himmlisch – auch wenn sie uns, vor allem in den ersten zwei Jahren, ein gefühltes Schlafdefizit von mehreren Wochen verpasst hat. Und ich gebe es zu: In manchen Augenblicken macht sie einen auch ein wenig verrückt.

Doch der Weg zu diesem Glück war nicht gerade kinderleicht. Denn für viele chronisch Kranke, insbesondere wenn sie ihre Leiden vererben können, beginnen die Sorgen um ein Kind nicht mit der Geburt, auch nicht mit der Schwangerschaft, sondern viel, viel früher.

Einfach mit der Geliebten oder dem Angebeteten ins Bett hüpfen, den Hormonen freien Lauf lassen und locker abwarten, ob eine Samenzelle es zur Eizelle schafft, das ist für Menschen mit vererbbaren Krankheiten nicht möglich – es wäre äußerst verantwortungslos.

Ich selbst bin ja mit einem Loch in der Herzscheidewand geboren. Meine Frau kam ebenfalls mit einem ernsten Herzfehler zur Welt, eine ihrer Herzklappen war dramatisch verengt. Auch ihr half nur ein operativer Eingriff, um zu überleben.

Mit dieser spannenden Vorgeschichte machen Sie sich als Paar natürlich Gedanken, ob ein gewünschtes Kind überhaupt eine Chance hat, gesund das Licht dieser Welt zu erblicken. Ein lockeres »Es-wird-schon-klappen« beruhigt da Ihre Nerven nicht im Geringsten. Also verhüten Sie trotz des Kinderwunsches und gehen erst einmal zum Humangenetiker. Der nimmt Ihnen überraschend viel Blut ab und analysiert Ihre Chromosomen, die freundlichen Erbanlagenträger. Daneben bewertet er mittels »Stammbaumanalyse« die Krankheitsgeschichte Ihrer Familie. Und er informiert Sie über das »Basisrisiko«, das jedes gesunde Elternpaar abhängig vom Alter hat, ein Kind mit einer Fehlbildung oder Krankheit zu zeugen.

Im Gutachten des netten Mediziners, der unsere Gene im Labor seziert hat, hieß es dann trocken: »Bei zwei betroffenen Eltern kann das Risiko gemeinsamer Kinder für einen angeborenen Herzfehler bis 10 Prozent betragen.« Da haben meine Frau und ich erst einmal schwer geschluckt. Aber keine Panik, das entscheidende Wort ist »kann«!

Eine klare Empfehlung für oder gegen ein Kind gab der nette Gen-Experte uns natürlich nicht. Welches Risiko wie hoch zu bewerten ist, das muss jedes Paar für sich selbst entscheiden. Der Arzt riet uns jedoch dringend, für den Fall einer Schwangerschaft alle Möglichkeiten der Pränataldiagnostik auszuschöpfen. Das bedeutet, meine Frau und das noch ungeborene Kind mit allen zur Verfügung stehenden Methoden zu untersuchen, um Krankheiten oder Missbildungen möglichst früh zu erkennen. Insbesondere das Herz des Fetus sollten wir einer besonders hochauflösenden Ultraschall-Untersuchung unterziehen – das kleine Wesen also noch im Mutterleib so genau wie möglich unter die Lupe nehmen.

Meine Frau und ich besprachen das Ergebnis einen Abend lang ausgiebig, wogen die Gefahren ab, und dann waren wir uns einig, das erhöhte Risiko als vertretbar anzusehen. So begann, kaum war sie schwanger, der Untersuchungsmarathon: insgesamt zehn Besuche beim Frauenarzt, zusätzlich ein »fetaler Nackenultraschall«, zusätzlich eine Prüfung des Fruchtwassers, zusätzlich der besonders detailreiche Ultraschall-Check des fetalen Herzens in einer Universitätsklinik.

Bei jedem Arztbesuch sind Sie angespannt, jedes Ergebnis diskutieren Sie zu Hause, nie haben Sie Gewissheit. Denn alle Untersuchungen sind unter Vorbehalten zu sehen, immer bleiben Restgefahren – die moderne Medizin stößt bei ungeborenem Leben deutlich an ihre Grenzen.

Mein eigenes Herz hat sich die meiste Zeit der Schwangerschaft vorbildlich verhalten – bis drei Wochen vor der Geburt: Eines Abends kurz vor Weihnachten legten meine Herzrhythmusstörungen richtig los. Mein Puls raste blitzschnell und unregelmäßig. Uns blieb nur der fixe Gang in meine Stammklinik.

Dort lag ich dann in der Notaufnahme – und meine Frau saß im neunten Monat mit einem dicken Bauch daneben und weinte. Die Anspannung war riesengroß. Aber noch in der gleichen Nacht konnten die Ärzte durch Elektroschocks mein Herz wieder beruhigen.

Ein, zwei Tage später galt unsere Aufmerksamkeit wieder voll der bevorstehenden Geburt. Zwischen der Schwangerschaft meiner Frau und meinem Herzen gab es eben keinen zu erkennenden Zusammenhang, weder positiv noch negativ.

Das Wichtigste in dieser Zeit war, sich nicht verrückt machen zu lassen. Vor allem: Schritt für Schritt vorgehen – und jedes Ergebnis so nüchtern wie möglich betrachten. Eine Restangst muss jeder akzeptieren. Was wäre, wenn sich eine bestimmte Fehlbildung abzeichnet? Wie schwer könnte die Krankheit sein? In welchem Fall befürworte ich eine Abtreibung? Wahrscheinlich kann niemand, der sich in einem entsprechenden Prozess befindet, solche Gedanken unterdrücken. Abwägen und entscheiden können und müssen Sie aber immer erst in einem konkreten Moment – alles davor ist nur Spielerei. Also Ruhe bewahren.

Und vergessen Sie nicht, dass die Medizin in vielen Fällen von sich abzeichnenden Fehlbildungen oder Krankheiten helfen kann. So überlebten nach Angaben des Kompetenznetzes »Angeborene Herzfehler« um 1940 von den Kindern mit einem angeborenen Herzfehler nur etwa 20 Prozent, heute sind es über 90 Prozent.

Meine Frau hat schlussendlich eine gesunde Tochter entbunden – das schönste, tollste Mädchen der Welt, wie Sie sich denken können. Die erste schnelle Untersuchung noch im Kreißsaal ergab: alles normal. Medizinische Checks an den nächsten Tagen bestätigten: alles bestens. Nach wenigen Wochen nahm ein spezieller Kinder-Kardiologe unseren kleinen Wurm in Augenschein – EKG, Ultraschall des Herzens inklusive. Das phantastische Ergebnis: Das winzige Herz scheint gesund, nächste Kontrolle erst in einem Jahr.

Eine bleierne Last fiel insbesondere von mir ab. Es wäre eine drückende Schuld gewesen, eine schwere Krankheit an ein kleines Menschenkind weitergegeben zu haben. Unser kleines Mädchen ist gesund zur Welt gekommen – welch bis heute kaum greifbares Glück für uns!

Aus unserer Erfahrung kann ich nur allen Paaren raten, auch denen, die erbliche Gefahren für eine Schwangerschaft mitbringen: Seien Sie nicht blauäugig, aber wagemutig. Die Augen vor möglichen Risiken zu verschließen, ist dumm, aber aus übertriebener Angst oder Bequemlichkeit nichts zu unternehmen, ist blöd. Sie werden es bereuen.

Mit Blick auf mich selbst kann ich nur sagen: Auch ein Leben mit einer schweren Herzkrankheit kann trotz aller Last lebenswert sein – verdammt lebenswert!

Die verlorene Zeit

Die Wartezeit, die man bei Ärzten verbringt,
würde in den meisten Fällen ausreichen,
um selbst Medizin zu studieren.

DIETER HALLERVORDEN

Die Verluste kann ich nur grob beziffern: In meinem bisherigen Leben, 47 Jahre immerhin, habe ich mindestens 25-mal stationär in einem Krankenhaus gelegen, jeweils zwischen einer Nacht und mehreren Wochen – in Tübingen und Stuttgart genauso wie in Hamburg, anderen deutschen Städten, aber auch in Palm Desert im US-Bundesstaat Kalifornien.

Zu ambulanten Untersuchungen oder Behandlungen war ich locker in über 100 Fällen in irgendwelchen Kliniken. Verschiedene niedergelassene Kardiologen habe ich geschätzt zwischen 200- und 300-mal aufgesucht. Alle diese Ausflüge habe ich natürlich nicht freiwillig unternommen, sondern sie sind meiner chronischen Herzkrankheit geschuldet.

Seit über einem Vierteljahrhundert darf ich an keinem Tag vergessen, zwei- oder dreimal meinen Tablettencocktail, die chemischen Helferlein meines Herzens, zu schlucken. Immer muss ich für den Notfall medizinische Papiere bei mir führen. Vor jeder größeren Reise mache ich mir einen Plan, in welches Krankenhaus ich mich bei Herzrhythmusstörungen rette.

Zu all diesem Aufwand kommen die medizinischen Späße, die jeden Menschen plagen: Stippvisiten beim Hausarzt wegen Husten, Schnupfen, Heiserkeit, Sitzungen beim Zahnarzt, Kurztrips zu Hautärzten, Orthopäden oder anderen Medizinmännern – je nach Zipperlein oder ernsterer Erkrankung.

Jeder dieser medizinisch notwendigen Zwänge kostet mich neben allem anderen eines: Zeit, Zeit, Zeit! Eine dauerhafte Krankheit, in meinem Fall mein hinfälliges Herz, entreißt einem Minuten, Stunden, Tage, Wochen, Monate – gefühlt fehlen mir mehrere Jahre. Ich habe so unendlich viel wertvolle Lebenszeit verloren, es könnte mir die Tränen in die Augen treiben.

Manchmal möchte ich mein Herz vor ein imaginäres Gericht zerren: angeklagt des Zeitdiebstahls in einem fortgesetzten, besonders schweren Fall, ausgeübt von einem Intensivtäter ohne Aussicht auf Besserung. Jede Sekunde möchte ich zurückhaben und zehn Jahre extra für manch erlittene Qual.

Dabei raubt einem die Krankheit ja nicht nur Zeit, sondern Kraft, Kreativität, Lebensfreude, sie nimmt einem jede Menge Chancen. Mein chronisches Leiden plündert Tag für Tag meine Lebensreserven, wie ein Parasit frisst es sich satt an meinem Leben.

Schwerkranke Menschen leben parallel in zwei Welten, im realen Hier und Jetzt – und in einem Universum der Sorgen, Ängste und Phantasien, die alle nur um die Krankheit kreisen. Wann peinigt mich mein Herz wieder mit Rhythmusstörungen? Wann wartet der nächste operative Eingriff auf mich? In katastrophalen Phasen wird die Krankheit zur übermächtigen Größe, die fast alle Aspekte des Lebens zu dominieren droht.

Oft überlege ich mir, was ich alles in der Zeit unternehmen könnte, in der mich meine Krankheit belagert: mehr mit meiner kleinen Tochter spielen, mehr für meine Frau da sein, häufiger mit guten Freunden ausgehen, wieder regelmäßig joggen, ins Kino gehen, mit meinem alten Fernrohr die Sterne am Nachthimmel beobachten. Mich erholen, mich entspannen.

Die Zeit, die ein Mensch hat, wird mit jedem Augenblick weniger. Doch Jammern und Klagen ist auch vergeudete Zeit. Verlorene Zeit schreibe ich einfach ab.

Aber jeden mir verbleibenden Augenblick von leidlicher Schönheit will ich auskosten. Ich habe weniger krankheitsfreie Zeit als viele andere Menschen. Aber ich muss aus meiner Zeit das Beste machen. Zumindest will ich es versuchen.

Nichts tun, ohne Furcht und Grübeleien dasitzen, ohne nur einen Gedanken an meine Krankheit zu verschwenden. Einfach nur da sein, um da zu sein. Die Einfälle richtungslos treiben lassen, der Phantasie freien Raum lassen, von einem Luftschloss zum nächsten hüpfen.

Das ist einer meiner Träume vom Gesundsein.

Exkurs:

Eine Polemik – die Blutige Armee Fraktion

Der Kampf geht weiter!

Als Mensch mit einem schweren Herzleiden phantasiere ich mir manchmal eine kleine, aber feine Terrorgruppe mit schlagkräftigem Namen herbei: die Heiligen Krieger der gedemütigten Kranken. Oder die Bewegung zur Befreiung aller körperlich Leidenden. Manchmal auch die Blutige Armee Fraktion, die Operierten Kämpfer für eine gesündere Welt oder die Schmerzende Front gegen Gewalt.

Was das soll? Ich habe es einfach satt. Viele Menschen wissen nicht, wie gut es ihnen geht, allein schon aufgrund der Tatsache, dass sie gesund sind. Die körperliche Unversehrtheit, ein unschätzbarer Wert, wird in dieser wahnwitzigen Welt fortwährend aufs Brutalste missachtet. Vielleicht sollte eine Truppe furchtloser Kämpfer der Unversehrtheit des Einzelnen zu mehr Recht verhelfen.

Auf diesem seltsamen Planeten fühlt sich immer irgendjemand furchtbar beleidigt, schrecklich zurückgesetzt oder sonst irgendwie ungebührlich behandelt. Dummerweise verfügt das Schicksal ja nicht über jeden Menschen so, wie dieser es sich wünscht oder glaubt, dass es ihm zusteht. Diese banale Erkenntnis dringt jedoch nicht bei allen Individuen bis ins Großhirn vor.

Denn was hilft nach Ansicht mancher Idioten am besten gegen die Ungerechtigkeiten dieses Lebens? Ja, genau, andere Menschen zu demütigen, zu verprügeln, zu erschießen, in die Luft zu sprengen oder auf andere gestörte Arten zu quälen oder zu töten.

Die einen Dummköpfe sind der Ansicht, ihre Nachbarn brächten ihnen nicht genügend Respekt entgegen. Andere Narren glauben felsenfest daran, dass alle Menschenkinder nur dann glücklich ihr Dasein genießen können, wenn sie ihr Tagwerk nach den Vorschriften eines bestimmten Buchs oder Programms gestalten. Wieder andere Esel bilden sich ein, ihnen persönlich stünde auf diesem Globus ein eigenes Land zu, am besten ein ganzer Kontinent.

Gern prügeln solche Dauerfrustrierten mal jemanden zu Tode, hacken mit Macheten anderen Erdenbürgern Hände und Füße ab oder zünden eine Bombe voller Nägel in einer Menschenmenge. Die Art der Gewalt variiert abhängig vom Kulturkreis, dem sozialen Milieu und der zur Verfügung stehenden Mittel; die Rechtfertigungen bewegen sich meist in Bahnen kruder Ideologien, hemmungsloser Selbstgefälligkeit oder sprachlosen Stumpfsinns.

Nach den Taten erörtert eine hilflose Öffentlichkeit dann, ob die Brutalität nur Schuldige oder, ach leider, auch Frauen und Kinder getroffen habe, für welchen Grad der Verwüstung noch Verständnis aufzubringen sei, oder wie der Irrsinn psycho-sozial erklärt werden könnte.

Welch ein Wahnwitz! Die Täter dieser Welt wissen ihr unglaubliches Glück nicht zu schätzen – nämlich dass die meisten von ihnen gesund sind. Und sie machen sich keine Vorstellung, was sie anderen Menschen mit einer Gewalttat körperlich antun, welch Leiden, Schmerzen und Horror!

In meinem Leben bin ich mehrmals am Herzen operiert worden, ich habe insgesamt Monate in Kliniken verbracht. Jeden Tag kämpfe ich mit meinem schlecht schlagenden Herzen, schlucke Tabletten, sorge mich – auch um mein Leben.

Attacken auf die Gesundheit eines Menschen sind

für mich nur schwer zu ertragen. Wie selbstverständlich und aus welch geringem Anlass Gewalt ausgeübt wird, aber auch mit welch großer Distanz und Verständnis darüber diskutiert wird – ich kann es oft nicht fassen!

Nun halten Sie mich für keinen Träumer: Ich bin kein Pazifist. Ich habe Geschichte studiert und zu jeder Zeit wurden Konflikte zwischen Menschen oder Staaten immer auch mit Gewalt ausgetragen. Der Mensch lebt nun mal in einer Welt, die vom Überlebenskampf geprägt ist. Beste Grüße von Charles Darwin.

Aber innerhalb der Gesellschaften gebührt der körperlichen Unversehrtheit ein wesentlich höherer Stellenwert. Gerade als chronisch Kranker, als körperlich Beschädigter empfinde ich das jeden Tag. Im Straf- und Völkerrecht müssen Taten gegen Leib und Leben mit spürbar härteren Strafen geahndet werden – nicht nur der Abschreckung wegen, sondern auch um die Allgemeinheit und damit potenzielle Opfer in der Zukunft vor den Tätern und dem von ihnen verursachten Leid zu schützen.

Und bis es so weit ist, für den weltweiten Einsatz eben eine kleine Terrorgruppe – Gewalt gegen Gewalttäter, jawohl! Eine Avantgarde der Kranken soll die Welt erlösen. Wer die Gesundheit anderer vorsätzlich schädigt, der soll in Zukunft die geballte Macht der Kranken zu spüren bekommen. Wer prügelt, den hauen wir weg, wer schießt, wird erschossen, wer Bomben legt, in die Luft gesprengt – alttestamentarische Schärfe gegen das Böse. Mit Feuer und Schwert für mehr Mitgefühl und Mitleid!

Nein, jetzt bitte keine Panik, keine unüberlegte Hektik! Rufen Sie weder die Polizei noch den Bundesnachrichtendienst. Sie müssen auch nicht die Mitarbeiter der geschlossenen Psychiatrie aktivieren.

Ich bin zwar herzkrank, aber nicht verrückt. Es wird

keine Gewaltaktionen geben, die Gesundheit geht vor –
meine und die *aller* Menschen! Sie meinen auch, solch
ein Vorgehen wäre weder menschlich noch moralisch
vertretbar und löste keinesfalls die Gewaltprobleme der
Welt. Da haben Sie natürlich recht.

Aber ein paar Allmachtsphantasien müssen einem
Kranken ab und zu erlaubt sein.

DIE TRICKS

Ein bisschen Spaß muss sein

Man kann sich auch krank weinen.

ERHARD HORST BELLERMANN

Alles muss jetzt und sofort besser werden: Mehr Arbeitsplätze schaffen, die Erderwärmung stoppen, den Weltfrieden sichern. Und am tollsten wäre es, wenn mein krankes Herz total gesund würde. Einen regelmäßigen Puls, nicht nur für Angela Merkel, Harald Schmidt und Joachim Löw, nein, jetzt auch für mich! Ja, absolute Gesundheit für jeden! Ärzte gehen pleite, Krankenhäuser schließen, das Bundesgesundheitsministerium wird aufgelöst, niemand hat auch nur noch ein Wehwehchen.

Im Ernst, natürlich wünschen sich Kranke einerseits das Gleiche wie jedermann – eine etwas bessere Welt und mehr Kohle auf dem eigenen Konto. Daneben aber hoffen Leidende auf mehr Sonnenschein für sich selbst: weniger Schmerzen, Genesung, Gesundheit, ein angenehmeres Leben.

Meine konkreten Vorsätze für die nächsten Monate und Jahre: eine möglichst lange Zeit ohne Angriff meiner Herzrhythmusstörungen, kein Krankenhaus, keine Elektroschocks, keine OP. Das wäre klasse! Weniger Medikamente, weniger Arztbesuche, das wäre zusätzlich nett. Ich träume von einem ausgesprochen langweiligen Leben ohne medizinische Abenteuer – ein Schnupfen im Frühjahr, vielleicht noch einen verstauchten Fuß im Sommer, das würde mir reichen.

Nun richten sich die Welt, der geheime Schicksalsgeist und unerklärlicherweise nicht einmal mein Herz nach den famosen Träumereien des Joachim Mohr. Also kann ich aktiv vor allem eines versuchen: Trotz meines

Herzschlamassels den Witz und die gute Laune nicht zu verlieren, mir den Spaß nicht verderben zu lassen. Formulierte doch William Shakespeare so lakonisch wie aufmunternd:»Ich bin nicht sehr krank, ich kann noch darüber reden.«

Macht Humor gesund? Bestimmt! Humor ist eine Chance, der Verzweiflung zu entfliehen. Das Sprichwort »Humor ist, wenn man trotzdem lacht« zeigt die richtige Einstellung für jeden Kranken. Niemand sollte seine Krankheit hassen, man muss sie verlachen. Das gilt besonders für Schwerkranke. Denn gerade wer wenig zu lachen hat, darf sich den Spaß nicht verderben lassen.

Ironie und Sarkasmus haben ein hohes befreiendes Potenzial, besonders wirksam ist jedoch Galgenhumor. Er vertreibt am effektivsten einen Teil der Angst und Furcht, weil er den Kranken als absoluten Helden über den Teufel Krankheit erhebt. Unser aller Couchgefährte Sigmund Freud hat angeblich geschrieben, das Großartige beim Humor liege »in der siegreich behaupteten Unverletzlichkeit des Ichs«. Kluges Kerlchen, danke schön.

»Es wird schon schiefgehen«, habe ich wiederholt vor Operationen oder anderen schweren Eingriffen zu meinen Freunden, zu meinen Eltern gesagt. Die konnten darüber nicht immer lachen, mir aber hat es gutgetan.

Manchmal beruhigt einen auch eine kleine, aber feine Dummheit. So habe ich am Abend vor meiner Herzoperation in der Universitätsklinik Tübingen auf dem Balkon der Station noch eine Zigarette geraucht. Die bringt dich jetzt bestimmt nicht um, habe ich damals gedacht – und recht behalten. Außerdem habe ich gegenüber anderen Patienten verkündet:»Das ist bestimmt meine letzte Zigarette.« So oder so. Sie meinen, das sei nun aber ein billiger Scherz? O nein, wenn Sie wenige Stunden vor einer gefährlichen Herzoperation im Bademantel auf einem zugigen Klinik-Balkon stehen und in ein von Nebel verhangenes Neckartal blicken, ist dies ein Eins-a-Witz.

Auf die Aussage des großen Fußball-Profis und Unterhalters Mehmet Scholl »Wenn ich in den Spiegel schaue, sehe ich immer 67 Kilo geballte Erotik« kann ich nur antworten: »65 Kilo, sexy und von oben bis unten krank.« Schlimm wäre es ja nur, wenn die Sache mit dem Sex fehlte.

Humor ist überlebensnotwendig. Er ist eines der drei Dinge, die uns von den Tieren unterscheiden. Die anderen beiden sind die Fähigkeit, über uns selbst und damit auch über unseren Tod nachzudenken, und unser Leben selbst zu beenden.

Dass selbst in Momenten der Trauer und des Todes ein hintergründiger Scherz helfen kann, bewies der Komiker Vicco von Bülow, besser bekannt als Loriot. In einer Fernsehsendung neckte er seine Kollegin und Sketch-Partnerin Evelyn Hamann, die, obwohl fast 20 Jahre jünger als er, vor ihm gestorben war, mit den Worten: »Liebe Evelyn, dein Timing war immer perfekt – nur heute hast du die Reihenfolge nicht eingehalten. Na warte!«

Im Angesicht des Todes noch zu lachen, nur das kann einem einen Hauch Unsterblichkeit vorgaukeln.

Die Kunst des Verdrängens

Welch wunderbare Leistung unseres Gehirns,
Unangenehmes und Schreckliches –
zumindest teilweise –
einfach verdrängen zu können.
Ich liebe es!

Meine Hände werden feucht, in meinem Bauch rumort es, mein Kopf fühlt sich taub und hitzig an, ich verspüre immer wieder den Zwang, tief durchzuatmen. Am liebsten würde ich sofort abhauen. Ab und zu packt mich eine kleine Phobie: eine Abneigung gegen Wartezimmer und Krankenhäuser. Für die Aversion gegen Kliniken existiert sogar ein aus dem Griechischen abgeleiteter schmucker Fachbegriff: Nosokomiophobie.

Es gab Monate in meinem Leben, da lag ich mehrmals im Krankenhaus, musste wiederholt meinen niedergelassenen Kardiologen konsultieren, daneben meine Hausärztin aufsuchen und noch einer Hautärztin und einem Orthopäden »hallo« sagen. Dann ist nicht nur mein Terminkalender voll, sondern ich habe die Schnauze voll: Ich hasse ärztliche Warte- und Behandlungsräume, wenn sie zu meinem Lebensmittelpunkt werden.

Zwar erinnern die Zimmer der Damen und Herren Doktoren heute kaum noch an weißgekachelte Eingangshallen von Schlachthöfen, gern sind die Praxen und Kliniken in Lindgrün, Zartgelb oder auch einem Hauch von Rosa gehalten. Wenn man Glück hat, liegen nicht nur abgegriffene Lesezirkel-Exemplare billiger Sensationsheftchen zur Ablenkung bereit, sondern das eine oder andere lesenswerte Magazin.

Übrigens interessiert mich schon lange, ob sich zwischen der Qualität der ausgelegten Zeitungen und der Qualität des Arztes ein signifikanter Zusammenhang herstellen lässt. Ich vermute ja. Trotzdem: Wartezimmer bleibt Wartezimmer, Behandlungsbude Behandlungsbude. Und manche Untersuchung oder Therapie ist wahrlich kein Zuckerschlecken. Was soll ich also gegen mein aufflammendes Unwohlsein an solchen Orten tun? Meditieren, Beruhigungspillen einwerfen, kleine Voodoo-Puppen von Ärzten und deren Gehilfen malträtieren? Mein Rat an mich selbst ist banal: Ruhe bewahren. Ich mache mir klar, dass ich vieles sehr bald wieder vergesse. Entscheidend ist das Vergessen!

Schon in wenigen Stunden, spätestens jedoch in Tagen, in schlimmen Fällen dauert es einige Monate, werde ich mich nur noch an einzelne Aussagen des Arztes entsinnen oder an den einen oder anderen besonders unangenehmen Augenblick eines Eingriffs. Meine Erinnerung wird nur noch bruchstückhaft, schemenhaft sein. Die meisten konkreten Eindrücke werden aus meinem Bewusstsein verschwunden sein, sich aufgelöst haben – einfach weg.

Welch wunderbare Leistung unseres Gehirns, Unangenehmes und Schreckliches – zumindest teilweise – verdrängen zu können. Ich liebe es!

Welche Gedanken verbinde ich mit meiner Herzoperation während meiner Studienzeit? Die ersten Tage nach der Narkose hatte ich abscheuliche Schmerzen. Eine Zeitlang lag ich in einem Achtmannzimmer, das mit zehn Kranken belegt war. Die Rückschau auf die Schmerzen ist weitgehend abstrakt, das Leiden konkret nachfühlen, das geht nicht – wie gut.

Auch die Verzweiflung, keinerlei Privatsphäre zu besitzen und wie in einem Gefängnis mit unbekannten Männern in einen Raum gesperrt zu sein, ist noch präsent, doch nur gleich einem stillen Dokument. Die zeitweilige Hoffnungslosigkeit, die mich damals plagte, ich weiß, dass es sie gab, sie aber eins zu eins abrufen, das funktioniert nicht. Eine große Gnade.

Manche Momente in meinem Leben mit meinem anfälligen Herzen waren lebensbedrohlich, andere mit großen Torturen verbunden, es gab zutiefst verzweifelte und entwürdigende Augenblicke. Trotzdem konnte ich immer weiterleben. Warum? Mein Gehirn hat vieles einfach beiseitegeschoben und auf fabelhafte Weise verdrängt.

Unser Psycho-Pate Sigmund Freud hat vor mehr als einem Jahrhundert gewarnt, dass der Mensch Ereignisse zwar in sein Unterbewusstsein verbannen könne, diese Dinge sich dann aber in schädlicher Art wieder an die Oberfläche schieben würden, traumatische Erfahrungen seien oft die Ursache seelischer Störungen.

Seit damals streiten die Gelehrten, was mehr hilft: schmerzliche Erfahrungen einfach zu verdrängen – »an den Mist denke ich nicht mehr, ich will davon nichts mehr wissen!« –, oder schockierende Erlebnisse in Gesprächen oder einer Therapie ausführlich zu analysieren und aufzuarbeiten. Ich stehe auf der Seite des Psychiaters Klaus Dörner, der es für den Normalfall hält, dass Menschen Schicksalsschläge »wegleben« und »wegnormalisieren«, wie er es nennt.

Ich kann bei mir bisher nur kleinere seelische Kollateralschäden durch meine Herzkrankheit erkennen. So fühle ich schnell eine innere Unruhe, wenn irgendwelche Dinge, auch Kleinigkeiten, meine Gesundheit bedrohen. Vielleicht könnte ich manchmal auch besser schlafen, wenn ich herzgesund wäre. Ob ich noch andere Macken davongetragen habe? Ich glaube nicht. Zur Sicherheit werde ich heute Abend aber meine Frau fragen.

Der Mensch vergisst jeden Tag Tausende von Dingen, damit seine Festplatte hinter den Augen nicht überquillt. Was soll also so schlimm daran sein, dass auch eklige Erfahrungen im geistigen Papierkorb landen? Viele Menschen mit furchtbaren Kriegserlebnissen können nur deshalb weiterleben, weil sie in der Lage sind zu verdrängen.

Natürlich ist mir bewusst, dass etwa mit Blick auf die deutsche Geschichte in der ersten Hälfte des 20. Jahrhunderts und den unfassbaren Schrecken der Nazi-Diktatur ein Hohelied auf das Verdrängen auch falsch verstanden werden kann. Doch ich will weder gesellschaftliche Geschichtslosigkeit predigen noch einzelnen Menschen den Umgang mit ihren Verbrechen erleichtern. Verdrängen soll vor allem tiefverletzten Menschen helfen, menschenwürdig weiterzuleben. Es ist eine Chance für die Opfer eines schweren Schicksals. Mir persönlich hat das Verdrängen sicher immer wieder geholfen weiterzumachen.

Vor einigen Jahren wurde in einer Studie an Herzinfarktpatienten in israelischen Krankenhäusern untersucht, welche Kranken nach der Genesung eine posttraumatische Störung entwickelten und welche gutgelaunt die Kliniken verließen und locker weiterlebten. Die, die sich weniger mit ihrer Krankheit beschäftigten, verfügten über die besseren Perspektiven. Also: Wer nicht jede Sekunde über sein Leiden nachsinnt, hat mehr vom Leben.

Klar, ich bin kein Trauma-Experte. Doch ist mir eine längere Phase ohne Herzrhythmusstörungen und ohne Klinikaufenthalt vergönnt, entfällt mir mancher Schrecken, und manches Grauen verschwindet Stück für Stück. Einmal lag ich im baden-württembergischen Göppingen in ziemlich miserablem Zustand auf der Intensivstation, der Krankenhauspfarrer schaute vorbei und richtete tröstende Worte an mich. An den Geistlichen erinnere ich mich heute noch, alles andere des Aufenthaltes habe ich vollständig vergessen.

Herrlich – ein Hoch auf die Kunst des Verdrängens!

Nix wie weg!

Der Grad zwischen Mut
und Dummheit ist schmal.

Vor kurzem waren Freunde aus den USA bei uns daheim zu Besuch. Sie berichteten, dass sie von Cape Cod bei Boston, wo sie derzeit leben, ins Silicon Valley nach Kalifornien umziehen, von der amerikanischen Ostküste an die Westküste also. Schnell war beim Kaffee im Hamburger Garten die Idee geboren, meine Frau, unsere kleine Tochter und ich könnten sie noch schnell auf der traumhaften Halbinsel Cape Cod besuchen.

Eigentlich klar: Ein uramerikanisches Haus im Grünen, drei Minuten zum Meer, kilometerlanger Sandstrand, nur gut eine Stunde entfernt die Metropole Boston, das alles mit Freunden – nix wie hin!

Doch augenblicklich gingen bei mir die Alarmlampen an: Kann ich meinem maladen Herzen derzeit eine Fernreise zumuten? Oder überfordert ein solcher Trip meine eigenwillige Lebenspumpe?

Also besser deutsche Ostsee statt amerikanischer Ostküste? Nur 120 Minuten mit dem Auto fahren statt zwölf Stunden Flugreise plus sechs Stunden Zeitverschiebung? Kein Hummer und kein T-Bone-Steak, dafür heimische Sprotte und Hering? Meine Herzkrankheit stellt wieder einmal eine ihrer fiesen Fragen: Verzicht üben, daheimbleiben, um keine unnötigen Risiken einzugehen? Oder einfach nicht dran denken und ab über den Atlantik?

Jedes Jahr stehen Millionen kranker Menschen vor einem Dilemma: Kann ich in den Urlaub fahren? Wenn ja, wohin? Kommt mein Körper mit dem dortigen Klima zurecht? An welchem Urlaubsort warten gute Ärzte auf mich? Ist das Niveau der Krankenhäuser dort hoch genug? Zahlt meine Krankenversicherung, wenn mir im Ausland etwas zustößt? Dabei ist eines sicher: Auch kranke Jungs und Mädchen wollen die weite Welt sehen, ist doch verständlich!

Wie immer im Leben gilt auch beim Reisen: Der Grad zwischen Mut und Dummheit ist schmal – gerade mit körperlichen Leiden im Gepäck. Doch wer sinnvoll plant, kommt meist weiter, als er denkt. Kein Land, kein Berg, keine Wüste, kein Meer sollte zu früh verloren gegeben werden.

Zuerst muss jeder die für ihn unumstößlichen Grenzen akzeptieren. Für mich bedeutet das: Feuchttropisches Klima gefällt meinem Herz und meinem Kreislauf überhaupt nicht, also wird der Amazonas mich nie sehen. Rauf auf die hohen Berge, jenseits der 3000 Meter, keine Chance, der Montblanc, der Kilimandscharo und der K2 müssen ohne mich auskommen. Verwunschene Orte in der Antarktis, der nördlichen Mongolei oder tief im australischen Outback, die sich auf keiner Landkarte finden, ich werde sie niemals erkunden.

Die Grenzen meiner Abenteuerlust sind im Grunde einfach zu bestimmen: Klima und lokale Lebenswelt dürfen nicht zu extrem sein – und innerhalb weniger Stunden muss ein modernes Krankenhaus mit kardiologischer Abteilung zu erreichen sein. Trotzdem kann jemand wie ich einen Großteil unseres Planeten erobern. Entscheidend ist die Vorbereitung.

Wer pauschal reist, kann sich natürlich bei seinem Reiseveranstalter oder dem gebuchten Hotel über die medizinische Versorgung vor Ort informieren. Aber auch längere Individualreisen sind heute vor allem dank Internet weit weniger schwierig als früher. Viele Städte und Regionen überall auf der Welt präsentieren sich auf einer eigenen Homepage, auf der meist auch Hinweise auf Ärzte und Kliniken zu finden sind. Auf deren Seiten wiederum lässt sich häufig ziemlich genau recherchieren, welche medizinischen Leistungen angeboten werden. Ist etwas unklar, einfach eine E-Mail schicken. Daneben bieten Patientenorganisationen aus Deutschland wie aus fremden Ländern via World Wide Web ihre Hilfe an.

So habe ich mir etwa bei Rundreisen durch die USA mit zehn oder fünfzehn verschiedenen Quartieren schon vorab vom heimischen Computer aus für die grob geplanten Reiseroute Krankenhäuser ausgekundschaftet, die mir im Notfall helfen könnten. Sehr wichtig: Immer ein Attest in der jeweiligen Landessprache oder zumindest auf Englisch im Reisegepäck haben!

Und die Mühe war leider nicht immer umsonst, einmal ist das Ärgerliche tatsächlich passiert: Eines Abends sitze ich in Palm Desert im südlichen Kalifornien in meinem Motelzimmer vor dem Fernseher, ich hatte gerade noch im gegenüber gelegenen Albertson-Supermarket leckere Snacks eingekauft, da läuft mein Herz aus dem Ruder – ich spüre es sofort: Herzrhythmusstörungen, eindeutig rasendes Vorhofflimmern!

Als mich die Attacke nach einer Stunde immer noch quält, schlage ich in meiner »Reise-Herzmappe« das nächstgelegene Krankenhaus mit »24-Hour-Emergency-Room« nach. Die Klinik ist nicht weit, in Rancho Mirage, einem nur wenige Meilen entfernten Ort, es ist das Eisenhower Medical Center. Da ich zu Hause schon eine Umgebungskarte der Klinik, der Plan war auf der Homepage abgelegt, ausgedruckt habe, weiß ich, wo genau ich die Notaufnahme finde, auf dem Bob Hope Drive. Meine Frau setzt sich an das Steuer unseres Mietwagens, und los geht es.

Der Eingang liegt an einer Abzweigung etwas im Dunkeln, ist dann doch nicht so einfach zu entdecken. Die Versorgung in der Klinik erweist sich aber als exzellent: Nach Aufnahme meiner Daten, einer ausführlichen Untersuchung und einem Gespräch starten ein Kardiologe und ein Anästhesist die notwendige Prozedur – eine Kurznarkose und Elektroschocks. Mein Herz wird gewaltsam wieder zu regelmäßigem Schlagen gezwungen, innerhalb von drei Stunden ist alles vorbei. In so kurzer Zeit klappt das in Deutschland nur selten.

Billig war die Rettung allerdings nicht. Noch während ich in der Notaufnahme lag, musste meine Frau per Kreditkarte 1000 US-Dollar Vorschuss leisten, insgesamt kostete der Spaß mich rund 4000 Dollar. Also Achtung: Gesund werden kann teuer sein, insbesondere im Ausland. Wenn möglich, auf jedem Fall eine Auslandskrankenversicherung abschließen! Auch chronisch Kranke sollten unbedingt versuchen, einen entsprechenden Versicherungsschutz zu bekommen. Denn ein Herzkranker wie ich kann sich ja einfach auch ein Bein brechen oder eine Zahnentzündung erleiden.

Ich habe mich dann einige Tage länger als geplant in Palm Desert und im nahe gelegenen Joshua Tree National Park erholt. Wüste und Felsen pur – für mich ein Traum. Trotz Herzrhythmusstörungen und Klinik, es war ein famoser Urlaub!

Den Trip an die amerikanische Ostküste, zu den Freunden auf Cape Cod, den habe ich dann übrigens abgesagt. Zum möglichen Zeitpunkt der Reise ging es meinem Herzen einfach zu schlecht.

Wann ich wieder in die USA starte? Hoffentlich bald, am besten dann direkt von der deutschen Ostsee an die amerikanische Ostküste.

Disziplin! Disziplin! Disziplin!

Never gonna stop fighting the dragons.

Jo Suweit

Der amerikanische Schriftsteller Truman Capote hat einmal gesagt:»Disziplin ist der wichtigste Teil des Erfolgs.« Und die US-Schauspiellegende Katharine Hepburn, vier Oscars hat sie gewonnen, drückte es so umfassend wie treffend aus:»Ohne Disziplin kein Leben.«

Als erfahrener Kranker muss auch ich ein Loblied auf diese Sekundärtugend singen. Wer gesund bleiben oder werden will, der braucht Disziplin. Wer sich gehenlässt, wird kaum ein Leiden besiegen.

Jetzt also strammstehen, Brust raus, Bauch rein, die Hände an die Hosennaht? Natürlich nicht, schließlich geht es nicht darum, gehorsam zu sein und sich dem Willen eines anderen, etwa dem eines Arztes, blind unterzuordnen. Nein, gefragt ist, sich in Selbstkontrolle zu üben, das eigene Leben aktiv auf das Gesundsein auszurichten.

Wer ernsthaft krank ist, der muss nicht nur mit den fiesen Lasten seines Leidens kämpfen. Nein, als Kranker ernte ich auch noch jede Menge hübsche Aufgaben und Pflichten: Viel zu oft muss ich mich bei meinen Ärzten und in Krankenhäusern präsentieren, zu bestimmten Zeiten meine Medikamente schlucken, auf große körperliche Anstrengungen und manches Nette und Flotte mehr verzichten. Trotzdem soll ich mich genug bewegen, gesund essen und trinken und nach Möglichkeit immer ruhig und ausgeglichen sein. Kranksein ist lästig und macht auch noch viel Arbeit.

Für das alles erhalte ich dann nicht einmal die Garantie, dass ich gesund werde – was für ein unfaires Geschäft!

Viele Patienten mit körperlichen Gebrechen fühlen sich hilflos und ohnmächtig, sie erleben sich als ausgeliefert und schutzlos, ihr Leben als wertlos. Die Verzweiflung mündet oft darin, passiv in den Tag hineinzuleben oder sogar gegen gewichtige ärztliche Regeln zu verstoßen. »Das alles nützt ja sowieso nichts«, heißt es dann lapidar.

Wenn Sie kurz vor dem finalen Abschied von diesem Planeten stehen, mag solch ein Fatalismus verständlich sein. Ansonsten ist es natürlich Quatsch, den Beleidigten zu spielen. Niemand kann wissen, wie es mit seiner Gesundheit genau weitergeht. Vor allem aber: Unlust und Faulheit nützen weder der Gesundheit noch einem selbst. Wenn es jemandem schlechtgeht, sollte er doch wenigstens so viel wie möglich Lebensqualität retten, oder?

Halten Sie nicht nur die nervenden ärztlichen Direktiven ein, versuchen Sie selbst etwas beizutragen – was kann Ihre miese Lage lindern helfen: Sich gesünder ernähren? Sie wissen ja, viel ist nicht gleich gut. Sich mehr bewegen? Ja, noch mehr! Meditieren? Das ist nichts Schlimmes, wirklich nicht. Ehrlicher zu sich selbst und seinen Vertrauten sein? Wenn es Ihnen irgendwo weh tut, ist etwas nicht in Ordnung, glauben Sie mir. Seine Freizeit neu gestalten? Sofa und Freizeit sind keine Synonyme. Informationen zu Ihrem Gebrechen sammeln? Unwissenheit macht selten glücklich, gesund aber schon gar nicht.

Seien Sie aktiv, bleiben Sie im Spiel! So kann Krankengymnastik nach einer Operation unendlich mühsam sein, doch meist stärkt sie nicht nur die körperlichen, sondern auch die seelischen Kräfte.

Bei einer Untersuchung im Jahr 2004 gaben über 80 Prozent der Erwachsenen an, dass Selbstdisziplin ihnen Halt gibt und das Leben erleichtert. Das funktioniert umso mehr, wenn Sie krank sind. In einer weiteren Studie erklären 90 Prozent aller Teilnehmer Selbstdisziplin für »bedeutsam«. Ja, wie heißt es doch so schön: »Selbsterkenntnis ist der erste Schritt zur Besserung.«

Aber wie sich motivieren? Wie sich zwingen zu Dingen, die lästig, beschwerlich oder gar schmerzhaft sind? Was tun, wenn der große Erfolg ausbleibt?

Ich male mir meine Ziele und die damit verbundenen Vorzüge blumig aus. Ich versuche, jeden noch so kleinen Fortschritt wahrzunehmen und mich darüber zu freuen. Ich lobe mich immer wieder für das, was ich schon erreicht habe, was ich geleistet habe. Das funktioniert.

Natürlich ist es nicht immer einfach, eine positive Einstellung an den Tag zu legen. Manchmal wirke ich auf andere Menschen besser gelaunt, als ich es wirklich bin. Dann frage ich mich selbst, ob ich schauspielere. Aber es ist nicht so einfach, sich über den eigenen Gemütszustand immer im Klaren zu sein, wenn man krank ist. Nicht nur in meinem Herz, sondern auch in meinem Gefühlsleben geht es manchmal drunter und drüber. Wache ich nachts an meiner unruhigen Pumpe auf, bin ich am nächsten Morgen natürlich nicht gerade in Jubelstimmung. Doch sich zu zwingen, unerschütterlich und tapfer zu wirken, ist kein Nachteil. Haltung, auch nach außen demonstriert, hilft der Selbstdisziplin.

Ich kann mich noch gut erinnern, wie ich damals nach meiner Herzoperation auf einer Wachstation der Universitätsklinik Tübingen zu mir gekommen bin: angeschlossen an verschiedenste Apparate der Intensivmedizin, zerschlagen, geplagt von Schmerzen, kaum lebensfähig. Nach zwei Tagen bin ich zum ersten Mal an den Rand des Bettes gesessen, am nächsten Tag aufgestanden, wieder einen Tag später habe ich die ersten Schritte unternommen.

Drei Wochen nach dem Eingriff bin ich nach Hause gegangen, einige Monate später habe ich wieder angefangen zu studieren und wieder als freier Journalist zu arbeiten. Heute sitze ich trotz meiner Herzprobleme in der SPIEGEL-Redaktion in Hamburg – das ist meine persönliche Erfolgsgeschichte.

Ob dieser Weg immer leicht war? Natürlich nicht. Ob ich wirklich immer diszipliniert war? Leider nicht. Aber schon eine Woche nach der Herzoperation bin ich Runde um Runde in den Krankenhausfluren marschiert, um wieder Kraft zu bekommen. Sobald es ging, bin ich treppauf und treppab gestiegen. Krankengymnastik habe ich nicht nur mit der Therapeutin gemacht, sondern jeden Tag zusätzliches Training eingelegt.

Heute ernähre ich mich gesund, habe vor Jahren mit dem Rauchen aufgehört, treibe – so gut es mein Herz zulässt – Sport, trinke keinen Alkohol und nehme, abgesehen von meinen Medikamenten, keine anderen chemischen Komplizen zu mir. Ich versuche, meinem kranken Herzen optimale Arbeitsbedingungen zu schaffen.

Sie finden jetzt, das klingt nach einem ziemlich langweiligen, lustfeindlichen Leben? Sie irren sich: Abgesehen von meiner widerspenstigen Pumpe fühle ich mich pudelwohl in meinem Körper, bin ich fit, spüre Kraft und Energie und mache, was mich begeistert.

Selbstdisziplin – find ich gut!

Achtung bei der Psychologenwahl

Die Psychoanalyse ist die Krankheit,
für deren Therapie sie sich hält.
KARL KRAUS

Es gab eine Phase in meinem Leben, da zeigte die Wie-gut-geht-es-meiner-Pumpe-Kurve stetig und steil nach unten. Trotz intensiver Bemühungen meiner Ärzte schlug mein Herz so unregelmäßig wie nie zuvor in meinem Leben. Ich war immer häufiger bei meinem Kardiologen, in Ambulanzen, in Krankenhäusern. Wiederholt parkte der Notarzt vor unserem Haus.

Es ging mir schlecht, und auch die gefühlte Not war groß. In meinem bisherigen Leben verfügte ich, was meine Herzkrankheit betrifft, über exzellente Nehmerqualitäten. War etwas medizinisch notwendig, ließ ich es von Ärztehand an mir geschehen, ansonsten tat ich all das, was andere Menschen eben auch tun. Ohne mich mehr als nötig um mein Leiden zu kümmern.

Nun spürte ich zum ersten Mal, wie mental, in meinem Kopf, die Kräfte nachließen. Mein Herzleiden fing an, fast in jeder Sekunde mein Dasein zu bestimmen. Ich bekam erstmals in meinem Leben Angst, ab und zu regelrechte Panikattacken.

Da dachte ich ganz pragmatisch: Für dein Herz gehst du zum Kardiologen, also gehst du für deine Psyche zum Psychologen oder Psychiater. Die Damen und Herren von der Psycho-Fraktion sollen dich im Kopf wieder auf Vordermann bringen, dir helfen, deine Ängste in den Griff zu kriegen.

Die Idee war gut – sie umzusetzen aber schwierig und schaurig. Erst einmal: Wenn Sie sich ein Bein brechen, fahren Sie in ein Krankenhaus und lassen es eingipsen. Wenn Sie, wie ich, aufgrund eines körperlichen Leidens plötzlich mit Ängsten zu kämpfen haben, wissen Sie erst einmal gar nicht wohin.

Nach einigen Recherchen stieß ich auf die Psychosomatische Ambulanz eines Krankenhauses im Hamburger Westen. Von einer freundlichen Sekretärin erhielt ich einen Termin. Das knapp einstündige Treffen mit einem Arzt an einem Montagnachmittag entpuppte sich allerdings als ziemlich irre.

Nachdem ich von meiner Herzkrankheit und meinen Sorgen berichtet hatte, erklärte der matte Psychotherapeut, Alter Mitte oder Ende 50, doch ernsthaft, dass für mich ein vier bis acht Wochen dauernder stationärer (!) Aufenthalt das Beste wäre. Die Sache mit meinen Ängsten müsste von meiner Kindheit an ausgeleuchtet werden, in Einzel- und Gruppentherapie. In ein oder zwei Monaten hätte er auch einen freien Platz in der Klinik für mich.

Ich war platt: Hatte der Mann einen Hörfehler und meine Geschichte gar nicht verstanden? War er unzurechnungsfähig? Saß ich einem Hanswurst gegenüber? Oder wollte der Psycho-Doktor sich einfach einen Spaß mit mir machen?

Mein Problem ist ein malades Herz, ein angeborener Produktionsfehler der menschlichen Pumpe. Mit diesem Ärgernis lebe ich seit über vier Jahrzehnten, meist ganz erträglich und hoffentlich noch mal so lange. Psychologisch benötigte ich nun eine Art Fitness-Training, um geistig neue Kräfte zu sammeln.

So außergewöhnlich kam mir mein Anliegen gar nicht vor. Menschen mit komplizierten Herzleiden, aber auch viele Krebspatienten oder andere chronisch Schwerkranke werden häufig psychologisch unterstützt, damit sie mit ihrer Krankheit und dem dadurch eingeschränkten Leben besser umgehen können. In großen Krankenhäusern arbeiten auf vielen Stationen für Schwerkranke extra ausgebildete Psychologen. Als der Arzt aber sah, dass ich nicht vorhatte, bei ihm einzuziehen, war er wohl beleidigt. Jedenfalls gab er mir kurzer Hand ein Blatt Papier, auf dem klein kopiert und in alphabetischer Reihenfolge mehrere hundert Psychologen aus Hamburg aufgeführt waren. Ich könne mir ja auch ambulant Hilfe suchen, meinte der Spezialist maliziös.

Wer in meinem Fall allerdings kompetent sei, da habe er keine Ahnung, außerdem hätten die meisten Therapeuten sowieso keine Termine frei, ließ er mich wissen. Nebenbei gab er mir zu verstehen, dass er von so etwas wie Verhaltenstherapie grundsätzlich nichts halte. Spitze, Eins-a-Beratung, dachte ich, echt hilfreich!

Übrigens war nicht nur ich, sondern auch mein niedergelassener Kardiologe, dem ich von meinem tollen Beratungsabenteuer erzählt habe, fassungslos über die Idee, mich stationär in eine psychiatrische Abteilung einzuweisen. Er, der mich seit Jahren kennt, war geradezu schockiert.

Kurze Zeit später stieß ich auf das Verhaltenstherapeutische Zentrum Falkenried, mitten in der Hansestadt Hamburg gelegen. Der dortige Leiter und eine Ärztin hörten mir ebenfalls zu, dann studierten sie ausführlich die von mir mitgebrachten Arztberichte und hielten Rücksprache mit meinem Kardiologen. Eine zweckmäßige Vorgehensweise, fand ich.

Beide Experten waren der Überzeugung, dass mein erfolgreicher Umgang mit meinem Herzleiden in den vergangenen Jahrzehnten für eine außergewöhnlich stabile Psyche meinerseits spreche, ich jetzt aber in einer Schwächephase stecken würde. Sie wollten versuchen, mich mit einer ambulanten Verhaltenstherapie wieder auf Vordermann zu bringen. Ich sollte mir das allerdings in Ruhe überlegen und die nächsten ein, zwei

Treffen abwarten, bevor ich mich schlussendlich entschlösse.

Hey, das klang vernünftig, da schien jemand nachgedacht zu haben und sich um eine individuelle Lösung zu bemühen. Ich war erleichtert, es schien klar denkende Psychologen beziehungsweise Psychiater zu geben.

Ich kann nur jedem raten: Augen auf beim Psychologenkauf! Im Einzelfall kann ein stationärer Aufenthalt in einer Klinik wichtig und richtig sein, für mich wäre es ein Wahnwitz, geradezu eine Verrücktheit gewesen.

Nebenbei bemerkt: Posttraumatische Stress- oder Angststörungen sind bei schweren Krankheiten keine Seltenheit. Wenn Sie wie aus dem Nichts von einer Krankheit überfallen werden, Schmerzen oder schlimme Einschränkungen ertragen müssen, wenn Sie sich absolut hilflos fühlen und kein Ende Ihrer Qualen absehen können, dann wird Ihre Psyche bis zum Anschlag belastet.

Doch der Volksmund sagt nicht umsonst, dass Zeit alle Wunden heilt. Das stimmt zwar nicht ganz. Aber tatsächlich vergessen viele Kranke weitgehend ihr Leiden, wenn sie wieder gesund sind. Und wer krank bleibt, lernt sich mit seinen Qualen zu arrangieren, zumindest teilweise. Daneben kann eine verhaltens- oder psychotherapeutische Behandlung helfen, ein schweres Schicksal besser zu ertragen.

Aber sitzen Sie in einer noch so vertrackten Lage fest: Vergessen Sie nie Ihren gesunden Menschenverstand!

Exkurs

Danke, liebes Gesundheitssystem!

Und wenn mich einer nach meinem Hobby fragt,
also was ich wirklich gern mache,
dann sage ich immer: Überleben.

DIETER NUHR

Unser Gesundheitssystem ist zu teuer, zu ineffizient, qualitativ schlecht, zu wenig transparent – insgesamt total marode, geradezu verrottet. So klagen gern Ärzte, Vertreter von Krankenkassen, Politiker und auch Patienten.

Je nach Standpunkt unterscheiden sich die Analysen allerdings dramatisch: Für die einen kassieren die Ärzte gigantische Honorare, für die anderen schuften die Mediziner zu einem Mini-Lohn. Die Beiträge für die Krankenkassen sind je nach Ansicht astronomisch hoch oder offensichtlich zu niedrig. Krankenhäuser gibt es zu viele, in der falschen Größe oder sie haben sich nicht ausreichend spezialisiert. Apotheker sind Halsabschneider, keine Frage, oder nagen am Hungertuch, die armen Würstchen. Die Pharmaindustrie wiederum verdient sich dumm und dämlich oder steht kurz vor dem Ruin. Alles nur eine Frage der Sichtweise und der Interessen.

Sicher weist unsere Gesundheitsversorgung Mängel und Fehler auf, und wahrscheinlich sind auch bedenkliche darunter. Seit den siebziger Jahren des vergangenen Jahrhunderts wird das System deshalb auch unablässig reformiert, die Gesundheitsreform hat sich zu so etwas wie der Daily Soap der deutschen Politik entwickelt. Stets aufs Neue zaubern Experten ein »umfassendes Zukunftskonzept« aus dem Hut und vereinbaren »Eckpunkte zur Gesundheitsreform«, wie etwa CDU/CSU und SPD in der Großen Koalition im Jahr 2006.

Da werden etwa Beitragssätze neu festgelegt, was meist bedeutet erhöht, oder der aus Steuern stammende Zuschuss zur Krankenversicherung wird aufgestockt, gesenkt oder gestrichen – die Vorschläge wechseln fast täglich. Die Krankenkassen sollen aus einem neuen Gesundheitsfonds ihr Geld erhalten, die Ärzte wiederum nicht mehr per Gesamtbudget, sondern nach Leistungspauschalen entlohnt werden.

Sie verstehen das nicht? Macht nichts. Denn gemach: Das Gesundheitssystem in Deutschland ist trotz allen Irrsinns eines der besten der Welt!

Wer zwischen Hamburg und München ernsthaft erkrankt in der Notaufnahme einer Klinik landet, der wird behandelt – und meist nicht schlecht. Dabei spielt es keine Rolle, ob der Patient Millionär ist, bei welcher Krankenkasse er versichert ist oder ob er von staatlicher Unterstützung lebt.

Sie sagen nun, das gehört sich auch so. Stimmt, nur ist es alles andere als selbstverständlich auf dieser runden Welt.

Wie ich schon beschrieben habe, musste ich einmal im kalifornischen Rancho Mirage ein Krankenhaus aufsuchen, weil mich massives Vorhofflimmern plagte. Die Ärzte nahmen sich erst meiner an, nachdem meine Frau per Kreditkarte 1000 Dollar hinterlegt hatte. Die Behandlung selbst, Elektroschocks unter Vollnarkose, war dann ausgezeichnet, kostete aber noch ein paar tausend Dollar mehr. Übrigens besitzen rund 45 Millionen Menschen in den USA keine Krankenversicherung, immerhin knapp ein Sechstel der Bevölkerung. In Deutschland hingegen sind aufgrund der Versicherungspflicht fast alle versichert, mehr als 99 Prozent.

Wichtig ist für die Menschen, dass sie bei Bedarf

schnell und wirksam versorgt werden, und dass sie sich die Behandlung einigermaßen leisten können. Das ist in Deutschland gewährleistet. Dass ein Gesundheitssystem darüber hinaus langfristig für eine Gesellschaft finanzierbar sein muss, keine Frage.

In vielen Ländern hingegen, und das gilt nicht nur für große Teile der sogenannten Dritten Welt, garantiert nur ein kleines Handgeld direkt an Ärzte oder Pfleger überreicht, eine zügige und wirkungsvolle Betreuung des Patienten. Wem das nötige Kleingeld fehlt, der hat Pech und sitzt schnell, sagen wir einmal, medizinisch auf dem Trockenen.

Die Überlebenschancen bei einem Unfall sind in Deutschland auch deshalb ganz gut, weil ein dichtes Netz aus Krankenhäusern und Notfallkliniken besteht. Nicht schlecht, das findet sich in den meisten Gebieten auf diesem Globus nicht. Sie wissen ja: Um einen Herzinfarkt zu überleben, zählt jede einzelne Minute. Das ist kein Witz!

In einem schweren Fall von Husten, Schnupfen, Heiserkeit finden Sie zwischen Flensburg und Garmisch-Partenkirchen meist in erträglicher Nähe zu Ihrem Zuhause einen Hausarzt. Nur in manchen Teilen Ostdeutschlands mag dies etwas schwieriger sein. Benötigen Sie die Dienste eines Fachmediziners wie Radiologe, Kardiologe oder Orthopäde, in der nächstgrößeren Stadt kann Ihnen geholfen werden.

Unterschätzen Sie auch scheinbare Banalitäten nicht: In den Medikamenten aus unseren Apotheken ist (fast) immer das drin, was draufsteht. Und was Sie brauchen, bekommen Sie meist sofort oder innerhalb eines Tages. In zahlreichen Ländern können Sie froh sein, wenn eine Tablette überhaupt irgendeinen Wirkstoff enthält, über Qualität und Menge sollten Sie besser nicht nachdenken.

Angst vor Spritzen dürfen Sie natürlich auch bei uns

pflegen. Aber Sie müssen in Deutschland angenehmerweise nicht fürchten, sich beim Stich mit der Nadel gleich Hepatitis A bis E oder eine andere exquisite Ansteckungskrankheit einzufangen.

Vergessen Sie auch nicht, dass all diese Qualitätsstandards im weltweiten Vergleich absolut nicht selbstverständlich sind. Schon in manchen Ländern Süd- und Osteuropas kann einen der Blick in eine Ambulanzstation das Fürchten lehren. Derzeit bekommen Sie bei uns noch unabhängig von Ihrem Alter ein künstliches Hüftgelenk, die Frage ist nur, ob es medizinisch sinnvoll erscheint. In Großbritannien bestehen für einzelne Eingriffe aus finanziellen Erwägungen der Versicherer bereits Altersgrenzen, ganz unabhängig vom Allgemeinzustand des einzelnen Menschen. Sind Sie zu alt, heißt es dann einfach tschüss!

Klar, im medizinisch-industriellen Komplex in Deutschland, und um solch einen handelt es sich in einem Land mit 80 Millionen Einwohnern, liegt vieles im Argen. Manche Reform ist bitter nötig.

Doch ich bin mit einem Herzfehler geboren, mehrmals am Herz operiert, bis heute von starken Medikamenten abhängig. Ich bin Dauerkunde bei vielen Ärzten und in Kliniken. Mein Erfahrungsschatz als Patient ist groß, und ich bin kein Privatpatient.

Mein Fazit bis heute: Ich wurde, abgesehen von individuellen Fehlern und einzelnen Mängeln, stets gut betreut. Ich habe dank dieses viel gescholtenen deutschen Gesundheitssystems überlebt.

DIE HELDEN

Die Last, die andere tragen

Keine Schuld ist dringender, als die, Dank zu sagen.

Cicero

Ihnen geht es schlecht? Ihr Körper spielt verrückt? Sie meinen, die Welt, nein, das ganze Universum habe sich gegen Sie verschworen? Mag sein. Aber haben Sie in letzter Zeit auch einmal an die anderen gedacht? An die Menschen, die mit Ihnen oder sogar wegen Ihnen leiden? An die armen Teufel in Ihrer Umgebung?

Wahrscheinlich wissen Sie selbst, wie schwer es ist, einen Menschen, der einem nahesteht, leiden zu sehen. Deshalb brauchen Angehörige und Freunde viel Kraft, jemandem in Krankheit und Not beizustehen. Auch Ihre Frau oder Ihr Mann, Ihre Kinder, Ihre Eltern, Ihre Freunde haben es wahrscheinlich nicht leicht mit Ihnen, wenn Sie gerade ordentlich krank sind. Der Entschluss, sich von einer dauerhaften Krankheit oder anderen schwerwiegenden Problemen eines Menschen nicht abschrecken zu lassen, jeden Tag, jede Stunde oder zumindest zeitweise trotzdem mit ihm zu leben, das ist bewundernswert, das ist Nächstenliebe.

Meine Eltern hatten vom Tag meiner Geburt an nicht nur die üblichen Sorgen, die man mit einem Sohn hat: Wird er einmal mehr als bis drei zählen können? Baut er mit seinem Fahrrad mit Hochlenker auch keinen gefährlichen Unfall? Reicht nicht ein blauer Brief von der Schule? Wo treibt sich der Kerl im Jugendalter eigentlich nachts herum? Wendet er die in der Theorie ausführlich behandelten Vorsichtsmaßnahmen im Umgang mit dem anderen Geschlecht auch in der Praxis an?

Nein, meine Eltern zogen einen herzkranken Jungen auf und hatten im Hinterkopf stets auch die Panik, dass alles schiefgehen könnte mit mir. Das Grauen vor dieser einen Nachricht, dass mein widerspenstiges Herz einmal gänzlich seinen Dienst quittiert haben könnte, war und ist eine ganz und gar reale Angst in ihrem Leben.

Doch trotz dieses Schreckensszenarios haben mich meine Eltern in meinem Leben in keiner Weise eingeschränkt, mich nie in Sicherungsverwahrung genommen. Ich konnte alles das tun, was Jungs im jeweiligen Alter eben tun. Fabelhaft! Natürlich redeten wir zu Hause über meine Herzrhythmusstörungen, aber sie waren nie das beherrschende Thema.

Meine Frau wiederum hat früh erfahren müssen, wie anstrengend und mühsam ein Leben mit mir sein kann, welch große nervliche Belastung damit verbunden ist. Wir kannten uns erst wenige Monate, da musste sie bereits mehrere Notfall-Stopps in Kliniken mit mir durchstehen, Intensivstationen inklusive. Gefühle der Ohnmacht, der Verzweiflung, des Ausgeliefertseins hatte sie zu ertragen. Das Grausamste: Sie muss permanent mit der Angst leben, dass meine Krankheit mich irgendwann umbringen könnte. Sie kann versuchen, diese Furcht zu verdrängen, löschen kann sie solch qualvolle Gedanken nicht.

Bis heute ist unser gemeinsames Leben von meiner Krankheit überschattet. Für den Notfall trägt meine Frau oft Arztpapiere von mir bei sich, immer hat sie die Telefonnummern meiner wichtigsten Ärzte in der Tasche. Geht es mir nicht gut, leidet sie mit. Doch trotz dieser gemeinen Scherereien hat sie mich geheiratet, haben wir eine kleine Tochter bekommen. Welch ein Geschenk!

Bei allem Stress und allen Wirrnissen versucht meine Frau stets mutig und unverzagt zu sein. Wir als Familie wollen uns von meinen gesundheitlichen Defiziten nicht mehr als unbedingt nötig einschüchtern und einschnüren lassen.

Ausreichend Schlaf ist für mein Herz immens wichtig. Unser kleines Mädchen hat aber lange nicht durchgeschlafen. So hat meine Frau fast immer die Nachtschichten übernommen, morgens um zwei, drei oder vier die Kleine beruhigt, wenn schlechte Träume sie wach hielten. Zeitweise habe ich sogar im Wohnzimmer auf einer Matratze genächtigt, um weiter von der quengelnden oder weinenden Lärmquelle entfernt zu sein.

Und wenn es mich mal wieder blitzartig ins Krankenhaus verschlägt, ist meine Frau von einem Moment zum anderen allein. Sie ist dann auf sich gestellt, verantwortlich für die kleine Tochter und den kranken Ehemann. Der Druck ist groß, selbst unter keinen Umständen auszufallen, unbedingt funktionieren zu müssen. Dazu kommt die Angst, die Furcht. Raum für die eigenen Bedürfnisse gibt es kaum mehr. Sie ist dann einfach nur einsam.

Ich kann mein Glück, so zuversichtliche Eltern und eine so zupackende Ehefrau zu haben, bis heute nicht fassen. Ich bin meiner Frau wie meinen Eltern zutiefst dankbar! Aus ganzem Herzen!

Für mich gilt natürlich wie für alle Menschen: Dankbar sein ist gut, seinen Dank zu zeigen ist besser. Denken auch Sie daran. Verschenken Sie Blumen, Bücher, Kinogutscheine, Konfekt oder was Ihnen sonst noch einfällt. Sammelt jemand Briefmarken, kaufen Sie einen netten Motivsatz Olympische Spiele aus den siebziger Jahren, häuft jemand Porzellan-Schweinchen auf seinem Wohnzimmerbüfett an, stellen Sie ein besonders rosafarbenes dazu. Nicht verteilen, was Ihnen gefällt, sondern was der andere mag. Guter Geschmack ist, richtig, Ansichtssache.

Sagen Sie den Ihnen nahestehenden Menschen danke! Direkt ins Gesicht, mit Handschlag, Umarmung oder Kuss. Sie können es nicht zu oft tun. Es tut allen gut: Ihnen und den anderen.

Danke schön!

Kein Blick zurück im Zorn

Mehr als die Vergangenheit
interessiert mich die Zukunft,
denn in ihr gedenke ich zu leben.
ALBERT EINSTEIN

Ich kann Ihnen eines der besten Rezepte empfehlen, um sich immer wieder in das Jammertal der Depression zu katapultieren: Blicken Sie in die Vergangenheit und stellen Sie fest, dass früher alles besser war.

Die Fernsehkrimis waren spannender, die Politiker weniger korrupt, ein Schnitzel schmeckte nach Fleisch und nicht nach Wellpappe, auf den Straßen konnte man noch fahren, anstatt nur im Stau zu stehen. Und die Sonne schien auch öfter.

Vor allem aber waren Sie früher gesund – oder zumindest gesünder als heute. Ja, als junger Mensch hatten Sie als Frau noch keine Dellen im Oberschenkel, als Mann hingegen, wie es sich gehört, Haare auf dem Kopf. Die dunklen Furchen unter den Augen waren nicht mehr als Lachfältchen, und Ihre Knie schmerzten nicht, egal wie oft Sie an Treppensteigen dachten. Ihre Körperform glich einem schnittigen Sportwagen und erinnerte nicht, wie heute vielleicht, an einen Kleintransporter.

Außerdem fühlten Sie sich in der guten alten Zeit immer so knackig, so richtig pudelwohl. Ärzte kannten Sie nur aus Fernsehserien und in Apotheken gingen Sie ausschließlich, um sich einmal im Jahr aus Spaß zu wiegen, weil Sie zu Hause keine Waage hatten.

Das ist natürlich alles grandioser Quatsch. Ihr Gehirn verklärt Ihr früheres Leben, die Erinnerung setzt gern jede Menge Weichzeichner ein. Denken Sie nur mal daran, wie Sie als Kind so eine mustergültige Mittelohrentzündung hatten oder sich beim Sturz mit dem Roller Ihre beiden Knie richtig blutig aufgeschlagen haben. Oder wie Sie die Trauer fast vernichtete, als Ihre erste große Liebe Sie verließ. Spüren Sie, wie noch heute Schmerzreste in Ihren Kopf dringen?

Natürlich waren Sie vor Jahren tatsächlich frischer und gesünder. Der Homo sapiens wird mit zunehmendem Alter kränker und faltiger, bei diesem Phänomen handelt es sich sozusagen um ein negatives Wunder.

Wen eine Krankheit oder ein Schicksalsschlag plagt, der sehnt verständlicherweise die Zeit zurück, als noch alles in bester Ordnung war, zumindest im Rückblick. Meine Herzkrankheit verschlechterte sich in den vergangenen 15 Jahren beharrlich. Ich könnte zurecht an jedem 1. Januar schimpfen: Letztes Jahr ging es mir noch besser.

Seit Anfang der 90er Jahre musste ich immer öfter zu Ärzten und ins Krankenhaus, wiederholt musste ich mich operieren lassen. Meine Krankheit fraß sich immer tiefer in mein Leben. Ein Ende der Malaise, eine Wende zum Besseren war nie in Sicht.

Trotzdem ist ein Blick zurück so nutzlos wie schädlich. An alten Träumen festzuhalten führt nur ins Selbstmitleid. Effektiv behindern kann einen auch die fixe Idee, seine Eltern, die Schule, Arbeitskollegen, die ganze Gesellschaft, seine Scheidung oder irgendeine Katastrophe am anderen Ende der Welt seien verantwortlich für das eigene Unglück im Hier und Jetzt.

Heulen und Zähne klappern bringt nun einmal nichts für das Morgen, es kostet nur unsere restliche Energie. Unsere Zeit ist endlich, das können gerade die meisten Krankheiten bestens verdeutlichen.

Die entscheidende Frage ist also: Und jetzt? Oder anders ausgedrückt: Hallo, Zukunft, was können wir noch zusammen reißen?

Jetzt geht's looooos!

Gevatter Tod

Keiner verliert gern,
besonders nicht das Leben.

Sterben muss jeder – und gefühlt fast immer zu früh. Einen Königsweg drum herum gibt es nicht. Das ist blöd, aber so ist es.

Wir werden geboren, ohne dass uns jemand fragt. Für mich wäre sicher ein späteres Jahrhundert besser gewesen, vielleicht so um 2400. Die dann praktizierenden Ärzte hätten für mein krankes Herz und meine Herzrhythmusstörungen eventuell nur noch ein Schmunzeln übrig. Die Fehlbildung meines Pumpmuskels wäre wohl schon bei der ersten routinemäßigen Genoptimierung fünf Tage nach der Befruchtung erkannt und durch einen Protonenfibrillator oder eine ähnliche Wundermaschine in Sekundenbruchteilen behoben worden.

Vielleicht wäre ich aber auch in einem der unterirdischen Slums am dann eisfreien Nordpol zur Welt gekommen. Unter den dort herrschenden Lebensbedingungen würde sowieso niemand älter als 25 Jahre. Dafür hätte mein Herz ja gereicht.

Da wir ohne unseren Willen auf diese Erde kommen, dürfen wir auch bei unserem Abgang nicht mitbestimmen. Ich habe es schon gesagt: Die Welt ist ungerecht.

Nein, Sterben ist ein durchaus ernstes Thema, der Tod weniger. Wer hat schon Angst vor Gevatter Tod? Wenn alles vorbei ist, bekommt man nichts mehr mit. Dann ist es dunkel im Tunnel, kein Licht mehr zu sehen.

Furcht habe ich, wie die meisten Menschen, nur vor dem Sterben. Zu wissen, dass es zu Ende geht, bei vollem Bewusstsein zu erkennen, dass man bald, womöglich langsam und schmerzvoll, den Löffel aus der Hand geben wird – uaahhh! Wohl jeder träumt davon, einfach eines Morgens nicht mehr aufzuwachen, in der Nacht, ohne etwas zu spüren, schnell mal für immer und ewig wegzudämmern.

Nicht nur Hobby-Denker pflegen gern Argumente wie »Gäbe es den Tod nicht, man müsste ihn erfinden« oder »Ein ewiges Leben wäre zum Sterben langweilig«. Ich bin mir da nicht so sicher, mir würde wahrscheinlich schon genug Interessantes für ein paar hundert Jahre mehr einfallen. Im Mittelalter haben sich die Menschen am Lagerfeuer, die durchschnittliche Lebenserwartung lag so bei 40 Jahren, womöglich auch gesagt: »80 Jahre alt werden, das müsste doch schrecklich sein. Was sollte ich denn die ganze Zeit tun?« Heute wissen wir: Der Mensch ist anpassungsfähig, er hat sich gut an die doppelte Lebenszeit gewöhnt.

Keiner verliert gern, besonders nicht das Leben. Ich bewundere Leute, die mit Gelassenheit, im Reinen mit sich und der Welt ihr Sterben ertragen können. Ob mir das einmal gelingt? Ich weiß es nicht.

Mir fällt nur eine Strategie ein, mit dem Sensenmann umzugehen. Solange ich seinen Atem noch nicht im Nacken spüre, verschwende ich nicht zu viele Gedanken an ihn.

Natürlich ist es sinnvoll, ein paar praktische Dinge frühzeitig zu klären: Will oder muss ich ein Testament aufsetzen? Ist im Todesfall die Familie versorgt? Ist für mich eine Patientenverfügung sinnvoll, die Ärzte und Angehörige bei ihren Entscheidungen unterstützt, wenn ich nicht mehr für mich bestimmen kann?

Es schadet der eigenen Menschenbildung sicherlich nicht, sich ab und zu ein paar tiefsinnige Gedanken zu machen. Wo kommt unsere Existenz her? Kann es ein Leben nach dem Tod geben? Gehen unsere Seelen in einem universellen Ganzen auf? Oder gibt es so etwas wie eine Seele gar nicht? Regelmäßiges Gedanken-Jogging lässt den Geist beweglich bleiben.

Stichwort Gottvertrauen: Wer an das ewige Leben glaubt, der stirbt leichter. Aber auch nur vielleicht.

Ansonsten ist mein persönlicher Rat: Solange Sie noch leben, machen Sie das Beste aus diesem Experiment! Es gibt genug zu tun. Der Rest kann warten und wird sich ergeben.

Helden und Vorbilder

Drei Wochen war der Frosch so krank,
jetzt raucht er wieder, Gott sei dank.
WILHELM BUSCH

W arum pilgern wir in Fußballstadien, schauen uns Hollywood-Filme an, ergötzen uns an mancher Boulevard-Nachricht? Neben aller Unterhaltung – wir wollen Helden sehen! Ja, wir lieben es, uns an den Abenteuern anderer zu erbauen, wir möchten ausrufen können:»Woah, was der kann! Toll, was die geleistet hat! Super!« Aus 35 Metern den Ball ins Tor gedonnert, allein eine feindliche Armee in die Flucht geschlagen, nur mit den Händen zwei Verunglückte aus einer Lawine befreit. Was für Taten, was für Helden!

Manchmal helfen mir Helden aus der Wirklichkeit. Wenn ich drohe, den Mut zu verlieren, weiter mit Schwung gegen meine miese Krankheit zu kämpfen, wenn mich eine unfassbare Müdigkeit zu lähmen droht. Dann können mir Vorbilder helfen. Wenn ich nachlasse in meinem Kampf gegen meine Krankheit, versuche ich, mich an anderen hochzuziehen.

Geschichten von Männern wie Peter DeLeo können mich retten – oder zumindest aufs Neue anspornen.

Der US-amerikanische Hobbypilot Peter DeLeo stürzte in den neunziger Jahren mit seinem kleinen Flugzeug vom Typ Maule mit zwei Freunden an Bord in den Weiten der kalifornischen Sierra Nevada ab. Alle drei überleben den Aufprall, wenn auch schwer verletzt – und finden sich in einer frostigen Hölle wieder: Sie sitzen fest in rund 3000 Meter Höhe, in Eis und Schnee, in einem unzugänglichen Niemandsland, rund 30 Kilometer von jeder Zivilisation entfernt.

Der damals 32-jährige DeLeo hat mehrere gebrochene Rippen, Brüche am linken Knöchel und an der rechten Schulter, ein schwer lädiertes Knie, tiefe Fleischwunden und Prellungen am ganzen Körper. Auf einem Auge kann er nichts mehr sehen.

Trotz dieser Verletzungen bricht er alleine auf, um Rettung zu holen, ohne Proviant, ohne Kompass, ohne irgendwelche Hilfsmittel. Seine zwei noch schwerer verletzten Gefährten muss er zurücklassen.

Es beginnt ein erbarmungsloser Kampf ums Überleben: Hunger, Kälte bis unter minus 20 Grad, Schneestürme, Schmerzen, Erschöpfung und eine schier unerträgliche Ungewissheit. Dreizehn lange Tage und Nächte dauert DeLeos Martyrium zwischen Leben und Tod.

Am Ende schafft es Peter DeLeo, sich bis zu einer abgelegenen Herberge durchzuschlagen. Er kommt mit dem Leben davon, die Freunde aber erfrieren in der Eiswüste.

Seine Geschichte hat er einige Jahre später aufgeschrieben. Literarisch ist das Buch ohne Wert, doch mir hat es viel Kraft gegeben.[8] In mancher Nacht, in der ich schon mit rasendem Herzen wach gelegen bin, habe ich an Mister DeLeo und seinen eisernen Willen gedacht. Gib niemals auf!

Vor einiger Zeit habe ich in Wien den besten Freitaucher der Welt getroffen. Der Österreicher Herbert Nitsch[9] ist schon zu Lebzeiten eine Legende unter den sogenannten Apnoe-Tauchern. Mit nur einmal Luftholen, ohne Sauerstoffflaschen, ist er in 214 Meter Wassertiefe vorgedrungen. Unfassbar!

---

8 Peter DeLeo: »Crash. Mein Überlebenskampf in den kalifornischen Sierras«. Malik Verlag, München; 336 Seiten; 19,90 Euro.
9 Informationen über Herbert Nitsch und seinen Sport finden Sie im Internet unter www.herbertnitsch.com.

In dieser Tiefe ist das Meer eines der lebensfeindlichsten Gebiete dieses Planeten, eine Todeszone. Kalt, dunkel, kaum Fische, kaum Pflanzen – dafür herrscht dort ein enormer Druck. Tiefer als 160 Meter tauchten bis heute außer Nitsch nur vier Menschen. Zwei davon sind bei Rekordversuchen ums Leben gekommen, einer sitzt im Rollstuhl, nur eine Amerikanerin hat es ebenfalls unbeschadet überstanden.

Während an der Wasseroberfläche der Druck ein bar beträgt, sind es in 214 Meter Tiefe mehr als 22 bar. Auf Nitschs Körper lastet dann ein Gewicht von mehreren Tonnen. Das Blut wird ihm aus Armen und Beinen in den Rumpf gepresst, alle Organe gewaltsam unter seine Rippen geschoben. Seine Lunge wird zusammengequetscht auf die Größe einer Orange, sie misst dann nur noch ein Zwanzigstel ihrer normalen Größe.

Nitsch plant seine Trips in das nasse Nichts der Wasserhölle akribisch über Monate. Seine Augen leuchten, wenn er sagt: »Es hat einen großen Reiz, absolut an die eigenen Grenzen zu gehen.« Der Extremtaucher betont, dass er »auf Logik und Objektivität gegen die Gefahr« setzt, Gefühle hält er für »schlechte Ratgeber«. Dabei ist für ihn klar: »Jeder muss das Risiko für sich selbst einschätzen.«

Sein großes Ziel ist die Tiefe von 300 Metern, 300 Meter in ein kaltes nasses Nichts mit nur einem Atemzug. Ein Tauchgang, der sicher lebensgefährlich wäre, der ihn aber unsterblich machen würde.

Nun will ich niemanden zum Tieftauchen überreden – gerade für Herzkranke wie mich ein garantiert tödliches Unterfangen. Ich persönlich tauche nicht, keine zehn, keine fünf Meter tief. Doch Grenzgänger wie Herbert Nitsch spornen mich an, ihr Mut, ihre Zielstrebigkeit, ihre Kaltschnäuzigkeit. Vor allem ihre Fähigkeit, in Momenten großer Gefahr absolut ruhig zu bleiben und sich perfekt im Griff zu haben, fasziniert mich. Denn auch als chronisch Kranker komme ich immer wieder in kritische Situationen, in denen ich einen stärkeren Willen und mehr Wagemut als der gesundfidele Durchschnittsbürger brauche.

In einer Klinik in Timmendorfer Strand an der Ostsee habe ich Ende 2008 einen ganz besonderen Kerl kennengelernt, Karl Handschuch. Der Mann ist damals 71 Jahre alt, sieht aber zehn Jahre jünger aus. Auf den ersten Blick ist zu erkennen: Der ist topfit, nur Muskeln, kein Gramm Fett, dynamisch, gestählt.

Eine Sportskanone war Carlo, er hat mir am Ende unserer gemeinsamen Zeit das Du angeboten, tatsächlich sein ganzes Leben lang. Er war Berufssoldat bei der Luftwaffe, Sportoffizier, Marathonläufer. Mitte der siebziger Jahre absolviert er sein letztes 42-Kilometer-Rennen in 2 Stunden und 54 Minuten.

Dann kommt die Krankheit. Seine Nieren fangen an, ihm Schwierigkeiten zu machen. Er leidet an Glomerulonephritis, sein Körper produziert zu viele weiße Blutkörperchen, die sich in der Niere festsetzen und diese verstopfen.

Nach zwei Jahren sind seine beiden Nieren kaputt, zerstört. Karl Handschuch muss, um zu überleben, an die Dialyse. Mehrmals die Woche lässt er sein Blut maschinell reinigen, vier bis fünf Stunden dauert eine Prozedur.

Nierentransplantationen sind in den siebziger Jahren des vergangenen Jahrhunderts noch eine Seltenheit und ein wagemutiges Unterfangen, doch Handschuch entscheidet sich dafür. Er wollte die Einschränkungen seines Lebens durch die Behandlung nicht weiter ertragen. »Wenn von 100 Patienten, die sich zur Transplantation melden, 99 sterben, dann bin ich der, bei dem es klappt.« Das hat er sich damals gesagt.

Im Juni 1978 pflanzen ihm Mediziner an der Universitätsklinik Hamburg ein Spenderorgan ein. Sein Mut wird belohnt: Die neue Niere wird nicht abgestoßen, sie leistet gute Arbeit.

Karl Handschuch ist glücklich, nur eine Auflage der Ärzte stört ihn enorm – er soll keinen Sport mehr treiben. Vor rund drei Jahrzehnten lautet das unumstrittene Credo der Mediziner für Transplantationspatienten: sich schonen, schonen, schonen.

Handschuch will dieses Verdikt nicht akzeptieren. Bereits einige Monate nach der Operation fängt er langsam wieder mit Sport an: 100 Meter laufen, 100 Meter gehen, 100 Meter laufen, 100 Meter gehen, immer abwechselnd.

Dann erfährt Handschuch von den Transplant Olympics, den Weltspielen für Transplantierte. Im Sommer 1979 reist er mit sieben weiteren Deutschen nach Portsmouth in England zum Wettkampf und siegt im 50 Meter Brustschwimmen. Karl Handschuch ist jetzt 42 Jahre alt, besitzt eine Spenderniere und hat seine erste Goldmedaille gewonnen.

In den folgenden Jahren baut Handschuch die Sportvereinigung für Menschen mit transplantierten Organen in Deutschland mit auf, reist zu Wettkämpfen rund um die Welt und gewinnt insgesamt über 20 Medaillen. Noch im Jahr 2008 wird er im Alter von 71 Jahren Erster bei den Weltspielen im Golfen.

Neben dem Sport schafft Handschuch auch im Beruf wahrlich Besonderes: Wegen seiner schweren Krankheit verlässt er die Bundeswehr und macht mit über 40 Jahren noch eine Lehre zum Steuerfachgehilfen. Beim Militär war er Transport- und Logistik-Stabsoffizier gewesen, im zivilen Leben wird er nun ein erfolgreicher Speditionsunternehmer im Osten Deutschlands mit zeitweise bis zu 140 Angestellten.

Carlo, du bist ein echtes Vorbild, kann ich nur sagen, ein Held.

Also, lassen wir uns Mut machen von Menschen wie

Peter DeLeo, Herbert Nitsch oder Karl Handschuch. Es geht nicht darum, es ihnen gleichzutun. Jedes Leben, jede Krankheit, jedes Schicksal ist anders und hat seine eigenen Herausforderungen. Aber wir sollten uns von ihnen inspirieren, ermutigen, anspornen lassen.

Wir alle sind Helden!

Sterben? Das ist das Letzte, was ich tue!

JAMES COOK

Es war ein berauschender Augenblick, als ich das erste Mal amerikanischen Boden betrat. Ich schritt aus der Halle des McCarran Airport in Las Vegas und fühlte mich stark, unabhängig, so frei wie noch nie in meinem Leben. Der Himmel öffnete sich milchig-blau, die Sonne glitzerte, die Luft flirrte trocken und heiß. Die Welthauptstadt des Glückspiels und Entertainments lockte mich: Casinos, Bars, Livemusik. Es schien mir unglaublich – ich war in den Vereinigten Staaten von Amerika!

Meine Begeisterung galt in diesem Moment allerdings weniger dem irren Disneyland für Erwachsene, nein, mein Enthusiasmus war ein anderer: Zum ersten Mal in meinem Leben hatte ich Europa verlassen, war 9000 Kilometer geflogen, über den ganzen Atlantischen Ozean und den halben nordamerikanischen Kontinent. Trotz meiner schweren Herzkrankheit!

Vor mir lagen drei Wochen auf dem Highway, jede Nacht in einem anderen Motel, am Steuer eines Mietwagens durch den Westen der USA, durch Nevada, Utah, Arizona, Kalifornien. Unfassbar, mein lebensgefährlich krankes Herz konnte mich nicht stoppen!

Mein Leben lang schon muss ich Rücksicht nehmen auf die störanfällige Pumpe in meinem Brustkorb mit ihren katastrophalen Herzrhythmusstörungen. Lange habe ich deshalb auf weite Reisen verzichtet. Der Globus außerhalb Europas war tabu, selbst in Europa waren viele Länder für mich Terra incognita – teils aus berechtigter Sorge, teils aus purer Angst. Jetzt endlich hatte ich es gewagt, meine Grenzen dramatisch erweitert. Ich hatte mir eine neue Welt, die Neue Welt erobert!

Seit meinem damaligen Trip in die Vereinigten Staaten vor über 15 Jahren ist mein nettes krankes Herz leider noch kränker geworden. Oft halfen nur Klinikbesuche und Elektroschocks, um mein Herz wieder normal schlagen zu lassen. Dennoch bin ich weiter gereist, war ich wiederholt in den USA, dort an der West- wie an der Ostküste, und sogar in Japan. Nur ein einziges Mal erwischte mich ein böser Anfall im Ausland, einmal musste ich, wie Sie wissen, bei Palm Desert ein Krankenhaus aufsuchen. Meine Erkenntnis nach dem Chaos: Intensivmedizin inklusive Elektroschocks, das können natürlich auch die Doktoren im Land der verheißenen unbegrenzten Möglichkeiten.

Irgendwann habe ich nach dem Reisen auch wieder angefangen, Sport zu treiben, vor allem zu joggen und Fahrrad zu fahren. Langsam, immer überlegt, immer in Absprache mit meinen Kardiologen, habe ich die mir durch meine Krankheit gesetzten Grenzen Stück für Stück verschoben – hin zu mehr Freiheit, hin zu mehr Unabhängigkeit. Der Gewinn dabei ist nicht nur die Chance, ferne Länder kennenzulernen oder bei sportlicher Betätigung Stress rauszuschwitzen, sondern die Glücksmomente, sich stark zu fühlen, ein Stück von meiner manchmal übermächtigen Krankheit unabhängig zu sein.

Ich bin ein Held! Mein eigener Held – hallelujah!

Ich sage das nicht, weil ich besonders narzisstisch veranlagt bin oder mich für auserwählt halte, sondern weil ich wahrhaft Besonderes geleistet habe: Seit 47 Jahren lebe ich mit einer schweren Herzkrankheit – und ich habe überlebt! Zigmal war ich in Kliniken, musste mich operieren lassen, Elektroschocks erdulden, habe kistenweise Medikamente geschluckt. Ich habe gelitten und gezweifelt. Bis heute gibt es keine Sicherheit für mich. Ich war zerschmettert, am Boden zerstört – und bin wieder aufgestanden.

Viele Kranke sind wahre Tausendsassas, Haudegen, Teufelskerle. Heutzutage werden Schnulzen-Fuzzis aus Castingshows oder drittklassige Schauspieler gehaltloser Vorabendserien als Helden gehandelt. Wie lächerlich! Kranke, die nicht aufgeben, Behinderte, die voranschreiten, das sind Helden! Menschen, die mit Asthma, Krebs, Aids, Depressionen, Rheuma, multiple Sklerose, Parkinson oder anderem lästigen Zeug leben, ihnen gehören Anerkennung und Respekt.

Randy Pausch war ein US-amerikanischer Computerwissenschaftler, der 2008 im Alter von 48 Jahren an Bauchspeicheldrüsenkrebs starb. Er hielt im Angesicht des Todes eine letzte große Vorlesung an der renommierten Carnegie Mellon University in Pittsburgh über die Lehren seines Lebens. Im dazu erschienenen Buch schreibt er: »Ich liebe es, mir vorzustellen, dass ich eine Möglichkeit finden könnte, der Typ unter Millionen zu werden, der einen Krebs im Endstadium besiegt. Denn selbst wenn ich eine solche Möglichkeit nicht finde, verhilft mir diese Vorstellung zu einer geistigen Haltung, die mich besser durch jeden Tag bringt.«[10] Welch ein Optimist!

Machen Sie sich keine Illusionen: Sie können sich nicht um eine Krankheit oder einen Schicksalsschlag herum winden, Sie können nicht darunter wegtauchen und nicht darüber hinwegspringen. Sie müssen durch eine Krankheit durch und Sie werden anschließend nicht mehr der Mensch sein, der Sie vorher waren. Was

---

10 Nachzulesen bei Randy Pausch mit Jeffrey Zaslow: Last Lecture. Die Lehren meines Lebens. C. Bertelsmann Verlag, München; 7. Auflage, 2008, S. 211.

aber nichts macht, wenn Sie wieder gesund werden. Sie werden dann hoffentlich stärker sein als zuvor.

»Du fragst mich, was soll ich tun? Und ich sage: Lebe wild und gefährlich.« Diese Zeilen des Schriftstellers Arthur Schnitzler nennt manch Gesunder als Lebensmotto, will er sich als Draufgänger inszenieren. Hey, da kann ich nur sagen: Kranke leben andauernd so!

Sind Sie krank, glauben Sie an sich! Haben Sie Ehrfurcht vor Ihrer eigenen Leistung, bewundern Sie sich für Ihre täglichen Gefechte mit Ihrer Krankheit. Sehen Sie sich als Draufgänger, denn Sie haben es verdient. Wer sich trotz gemeiner Leiden und Qualen nicht unterkriegen lässt, der vollbringt Großes. Verklären Sie ruhig Ihre Anstrengungen, das wirkt besser als eine Handvoll Psychopharmaka. Das mag nicht immer ganz realistisch sein, aber hilfreich. Was nützt Ihnen schon beinharte Sachlichkeit, wenn Sie aufgeben?

Sie können sich nur begrenzt vor dem schützen, was von außen auf Sie einstürmt. Aber wie Sie mit all dem Wahnsinn umgehen, der Ihnen das Leben verhageln will, das bestimmen allein Sie!

Für mich gibt es zwei entscheidende Wege, es mit dem Grauen auszuhalten: Einerseits muss ich störende Sorgen und Unglück bis zu einem gewissen Grad akzeptieren, sie gehören zu schweren Krankheiten dazu wie Schmerzen. Gleichzeitig wehre ich mich gegen die Dämonen, versuche die Quälgeister in die Flucht zu schlagen. Gefragt ist dabei – im wahrsten Wortsinn – der Mut der Verzweiflung.

Ich kann allen Kranken nur raten: Seien Sie wild entschlossen. Nicht umsonst heißt es, wer nichts riskiert, gewinnt nichts. Sicher, lassen Sie sich zu keinen Dummheiten verleiten. Eine Fahrt in einer Achterbahn käme in meinem Fall einem Selbstmordversuch gleich – also bleibt dieser Spaß für mich gestrichen.

Jeder Kranke hat seine eigenen Schranken: ein Geh-

behinderter andere als ein Mensch mit einer Kontakt-
phobie oder eben ein Herzleidender wie ich. Geben wir
nicht zu früh auf – wagen wir uns an unsere Grenzen!
Mag es sich auch nur darum drehen, wieder ein paar
Meter zu gehen, sich wieder unter Menschen zu wagen,
oder eben, wie für mich, über den Atlantik zu fliegen.

Wir alle sind Helden!

Zum Schluss:
Bleiben oder werden Sie gesund!

Keine Atempause, Geschichte wird gemacht,
es geht voran!

FEHLFARBEN

Ein weitverbreiteter Irrtum ist, jeder Mensch hätte einen Anspruch auf Glück. Dabei hat er nur das Recht, es zu suchen. Ähnlich verhält es sich mit der Gerechtigkeit. Selbst die Gerechtigkeit ist nicht gerecht verteilt auf Erden.

So werden manche Menschen nie krank, andere sind es manchmal, und die Pechvögel erkranken schwer. Zu welcher Gruppe Sie zählen, haben Sie nur begrenzt in der Hand. Mich selbst mit meiner Herzkrankheit hat es wesentlich schlimmer getroffen als die Masse der Menschen – viele andere hat es aber noch viel, viel schrecklicher erwischt als mich.

Krankheiten scheinen einen in unserer modernen Welt dazu zu verdammen, passiv zu sein. Die Ärzte, die Pfleger handeln, man selbst leidet still. Es gibt aber fast nichts Schlimmeres, als das Gefühl, die Kontrolle über sein Leben verloren zu haben. Als habe man mit der eigenen Heilung nichts zu tun. Das stimmt nicht! Bleiben Sie aktiv! Wie sagte doch der liebenswerte Monaco Franze in der gleichnamigen Fernsehserie, der ewige Münchner Stenz: »A bisserl was geht immer.« Fast immer.

Ich hoffe, die Lektüre des Buches hat Ihnen Freude bereitet. Entweder weil mancher Gedanke Ihnen hilft, besser mit Ihrem eigenen Leiden zurechtzukommen. Oder weil Ihnen wieder einmal klar wurde, wie unschätzbar toll es ist, gesund zu sein. Oder weil Sie nun

Ihren Mann, Ihre Frau oder einen Freund, der krank ist, besser verstehen.

So viel wie möglich Mut wollte ich zwischen die Buchdeckel packen. Wie viel Courage es braucht, trotz einer schweren Krankheit ein erfülltes Leben zu führen, weiß ich aus eigener Erfahrung. Manchmal droht auch mir der Mut auszugehen. So habe ich das Buch nicht nur für Sie, liebe Leser, sondern zugleich für mich geschrieben.

Auch wenn sich das Universum und die irdische Natur keinen Deut um die meisten menschlichen Wünsche scheren, glauben Sie an eine bessere Zukunft! Erstens tritt diese ab und zu tatsächlich ein. Und zweitens kann Hoffnung in schlechten Zeiten helfen, nicht in Trübsal zu versinken. Wer an einem verregneten Morgen an die Sonne glaubt, steht leichter auf.

Ich hoffe, dass für alle Kranken und für mich irgendwann eine Liedzeile des Sängers und Musikers Tilman Rossmy Wirklichkeit wird:

Es war 'ne lange, lange Reise,
es war oft 'ne schwere Zeit.
Aber jetzt ist der Himmel blau,
und die Sonne scheint – willkommen zu Hause!

Ihnen wünsche ich alles, alles Gute. Werden oder bleiben Sie gesund!

Besten Dank

für die Medizin
Mein umfassender Dank gilt all den Ärzten, Forschern und Pflegekräften, die seit meiner Kindheit Hand an mich gelegt haben, um mein Herz am Schlagen zu halten. Ohne manchen von ihnen würde ich nicht mehr leben!

Hervorheben will ich ganz besonders Herrn Professor Karl-Heinz Kuck, Leiter der Kardiologie an der Asklepios Klinik St. Georg in Hamburg. Kaum ein Mediziner in Deutschland kennt sich besser mit Herzrhythmusstörungen aus und hat mehr für die Behandlung dieses Leidens geleistet. Kein anderer war öfter mit Kathetern in meinem Herzen. Sie haben sich in außergewöhnlich engagierter Weise um mich und mein Herz bemüht, große Klasse!

Mein Respekt gehört auch meinem niedergelassenen Kardiologen Manfred Geiger vom Versorgungszentrum Prof. Mathey, Prof. Schofer in Hamburg. Sie waren und sind immer für mich da, einfach toll!

Herausstellen möchte ich zudem Dr. Sabine Ernst, die mich nicht nur an der Hamburger Asklepios Klinik St. Georg betreut hat, sondern mir auch nach ihrem Wechsel an das Royal Brompton Hospital in London mit umfassendem Rat hilfreich zur Seite stand. Das war spitze!

Lassen Sie alle nicht nach, vielleicht kriegen Sie mich ja doch noch richtig gesund!

für das Bei-mir-Sein
Meine wunderbaren Eltern, meine geliebte Frau Katrin, viele Freunde und Kollegen haben mir Halt und Kraft gegeben in schwierigen Momenten meiner Krankheit – ich werde es euch nicht vergessen!

für die Anregungen
Die Journalisten-Kollegen Joachim Käppner von der *Süddeutschen Zeitung* und Bernhard Walker von der *Stuttgarter Zeitung* und der *Badischen Zeitung* haben das Manuskript vorab gelesen und manch ebenso spitzen wie hilfreichen Hinweis angebracht. Joachim, du hast noch ein Bier gut! Bernhard, dir gebe ich einen Wein aus!

für das Internet
Die Kollegen bei SPIEGEL ONLINE im Ressort Panorama haben meine Kolumne »Mohrs Herzschlag« stets ebenso wohlwollend wie professionell betreut. Hey, ihr leistet jeden Tag erstklassige Arbeit!

für die Umsetzung
Marko Jacob, Lektor bei Droemer Knaur, und seine Kollegen haben alles getan, damit aus dem Manuskript auch ein Buch wurde. Fabelhaft!

für die Erlaubnis
Meine Ressortleiter Dietmar Pieper und Norbert F. Pötzl beim SPIEGEL haben mir ohne zu zögern eine Auszeit zum Schreiben genehmigt. Das war freundlich!

Mohrs »Nimm-mit-Liste«
fürs Krankenhaus

Was soll ich einpacken, wenn ich in den Genuss eines Klinikaufenthaltes komme? Klar: Schlafanzug, Hygieneartikel, Lesestoff. Aber was sonst noch? Hier ein paar Tipps.

OHRSTÖPSEL

Die wenigsten von Ihnen werden in einem Einzelzimmer landen, selbst bei privat Versicherten klappt das nicht immer. Lärm gehört im Krankenhaus aber dazu, und der netteste Zimmergenosse kann schnarchen wie ein Rhinozeros oder husten, als gebe es kein morgen. Also müssen Lärm-Stopp-Stöpsel in die Ohren. Ich bevorzuge die aus weichem gelbem Kunststoff, andere mögen die mit Wachs. Egal, Hauptsache der Gehörgang ist dicht.

KONFEKT

Sie sollten zwei, besser drei oder mehr kleine Päckchen Pralinen oder Kekse dabeihaben. Nicht zum Selberessen, Finger weg!, sondern um sie zu verschenken, genau genommen, um andere zu bestechen. Eine Schwester oder ein Pfleger hat Ihnen eine Gefälligkeit erwiesen, ein anderer Patient oder ein Besucher hat geholfen – kleine Geschenke erhalten nicht nur die Freundschaft, sondern auch die Hilfsbereitschaft.

MÜNZGELD

Kliniken werden zunehmend von Automaten erobert –
Getränke, Süßigkeiten, Zeitungen, Parkscheine und
vieles mehr gibt es häufig nur noch für denjenigen, der
1- oder 2-Euro-Stücke in einen Schlitz steckt.

KOPFHÖRER

Meist lassen sich das Radioprogramm der Klinik und
der Ton fürs Fernsehen nur über Kopfhörer empfangen.
Die bereitgestellten Tongeber sind jedoch meist miserabel – oder es gibt gar keine. Und ob die Dinger der
Klinik zum mitgebrachten kleinen Radio oder MP3-
Player passen, weiß vorher auch niemand. Deshalb
immer eigene kleine Lärmmacher einstecken.

BADELATSCHEN

Vor der Operation noch einmal duschen, das ist eine
super Sache. Denn wer weiß, wann das nächste Mal
eine größere Menge Wasser auf den Körper trifft. Macht
aber nur richtig Spaß mit Badelatschen, denn auch in
Krankenhäusern ist nicht jede Duschwanne porentief
rein.

UNTERHOSEN

Ob Schlafanzug oder Nachthemd, darunter gehört immer eine Unterhose. (Wenn Sie lieber Schlüpfer sagen,
kein Problem.) Und bei dem vielen Im-Bett-Liegen kann
schon mal etwas danebengehen. Deshalb immer ein
paar Unterhosen auf Vorrat lagern.

EINE KLADDE

Ob Sie gern von Hand schreiben oder nicht, im Krankenhaus kommen Sie nicht drum herum. Was haben die Ärzte mir verordnet? Welche Medikamente bekomme ich? Welche Anwendungen hat der Krankengymnast mir angeboten? Wie geht es mir körperlich, wie seelisch? Jeder Patient sollte ein Tagebuch führen, um zu kontrollieren, was passiert, und um sich zu erinnern.

MUTMACHER

Sie brauchen Seelenstärke im Krankenhaus. Stecken Sie ein hübsches Foto Ihrer Liebsten ein – Sie müssen es ja nicht gleich auf dem Nachttisch präsentieren. Es in schwierigen Momenten still anschauen kann Ihnen Kraft geben. Nehmen Sie etwas mit, das Sie an das erinnert, was Sie wirklich gerne tun: einen Mini-Fußball, ein Theaterticket oder ein Motorradmodell. Sie wollen ja schließlich wieder raus.

Mohrs Info-Empfehlungen

MEIN HERZ GANZ PERSÖNLICH

www.mohrs-herz.de

www.joachim-mohr.de

»Mohrs Herzschlag« –
meine Kolumne auf SPIEGEL ONLINE
www.spiegel.de/thema/mohrs_herzschlag/

RUND UMS HERZ

Deutsche Herzstiftung e. V.
Vogtstraße 50
60322 Frankfurt am Main
www.herzstiftung.de

Kompetenznetz Angeborene Herzfehler
Augustenburger Platz 1
13353 Berlin
www.kompetenznetz-ahf.de/

Kompetenznetz Vorhofflimmern
Zentrale am Universitätsklinikum Münster
Domagkstraße 11
48149 Münster
www.kompetenznetz-vorhofflimmern.de/

Kompetenznetz Herzinsuffizienz
Augustenburger Platz 1
13353 Berlin
www.knhi.de/

Kinderherzstiftung in der Deutschen Herzstiftung e. V.
Vogtstraße 50
60322 Frankfurt am Main
www.kinder-herzstiftung.de/

Bundesverband Herzkranker Kinder e. V.
Kasinostr. 66
52066 Aachen
www.bvhk.de/

Fördergemeinschaft Deutsche Kinderherzzentren e. V.
Friedrich-Wilhelm-Straße 45
53113 Bonn
www.fg-dkhz.de/

Deutsche Stiftung Organtransplantation
Hauptverwaltung
Deutschherrnufer 52
60594 Frankfurt am Main
www.dso.de/

MEIN STAMM-KRANKENHAUS

Asklepios Klinik St. Georg in Hamburg
Lohmühlenstraße 5
20099 Hamburg
www.asklepios.com/sanktgeorg/

MEIN NIEDERGELASSENER KARDIOLOGE

Versorgungszentrum Prof. Mathey, Prof. Schofer
Wördemanns Weg 25-27
22527 Hamburg
www.herz-hh.de/

SONSTIGES:

Kompetenznetze in der Medizin – 21 Kompetenznetze zu verschiedenen Krankheitsbildern verbinden Wissenschaftler, Ärzte und Patienten.
www.kompetenznetze-medizin.de/

Wikipedia – das Internetlexikon bietet bei vielen Krankheiten einen ersten Überblick und hat mich bei meinen Recherchen schon positiv überrascht (ersetzt aber natürlich nicht das persönliche Gespräch beim Arzt meines oder Ihres Vertrauens).
www.wikipedia.org

SPIEGEL ONLINE – das beste Nachrichtenangebot im deutschsprachigen Netz
www.spiegel.de

Werner Bartens

MEDIZIN UND WAHNSINN
Geschichten vom gelben Sofa

Der Arzt und Journalist Werner Bartens ist der Freund aller Patienten, sogar wenn es sich um Kollegen handelt. Bei der Süddeutschen Zeitung weiß man das und setzt sich auf sein gelbes Sofa, wenn man Beulen am Kopf oder Schlieren vor den Augen hat. Kein Krankheitsbild, keine Wahnvorstellung ist dem Autor fremd: So mancher Meniskus-Katarrh erweist sich als Morgensteifigkeit, aus einem seltenen Fall von Pest wird ein harmloser Mückenstich und der „Gemütstumor" nimmt zum Glück einen guten Verlauf.

Das Geschenkbuch mit Glücksversprechen,
heilsame Nebenwirkungen garantiert!

DROEMER